ÉTUDE

PHILOSOPHIQUE, HISTORIQUE & CRITIQUE

SUR LE

MAGNÉTISME

DES MÉDECINS SPAGIRISTES

AU XVIe SIÈCLE

PAR

E. Postel,

Docteur,

MÉDECIN DU DISPENSAIRE DE LA VILLE DE CAEN,
Membre de la Société Linnéenne de Normandie, de la Société de Médecine de Caen,
Correspondant de la Société Médicale du Haut-Rhin,
De la Société de Médecine de Nancy, de la Société des sciences médicales de la Moselle,
De la Société impériale d'Emulation d'Abbeville, etc., etc.

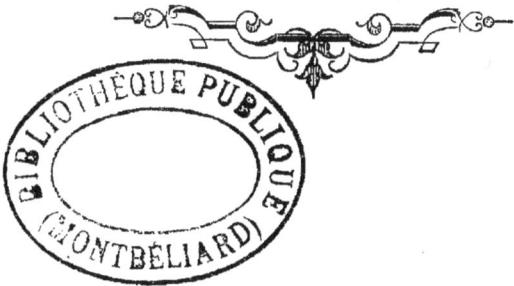

CAEN

Avril 1860

ÉTUDE

PHILOSOPHIQUE, HISTORIQUE ET CRITIQUE

SUR LE

MAGNÉTISME

DES MÉDECINS SPAGIRISTES

AU XVIe SIÈCLE

CAEN, IMPRIMERIE G. PHILIPPE, RUE FROIDE, 1.

A

MON TRÈS-SAVANT MAITRE

M. le docteur Beau, ✶

Médecin de l'hôpital de la Charité,
Agrégé libre de la Faculté de Médecine de Paris,
Membre de l'Académie impériale de Médecine, etc., etc.

Tribut spontané d'une respectueuse sympathie
qui restera toujours gravée dans mon cœur.

A

M. le docteur T. Lemarchand, ✶

Médecin-Major à l'hôpital de Djidjeli (*Algérie*).

Son ami tout dévoué,

Eugène Postel.

. . . Il devrait employer son temps à quelque chose de mieux : cela
n'est pas digne d'un homme grave. Les critiques ne manquent jamais
ces sortes d'observations, parce qu'on les peut faire sans essayer beaucoup son esprit.

LETTRES PERSANES, *Préf.*

Ce que je vais écrire ne doit pas être regardé
comme une sorte d'apologie du Magnétisme, mais comme
un avertissement que rien n'est plus déplorable pour la
science que la présomption et l'orgueil de l'homme qui
jette un blâme sur le passé pour n'admirer que le présent.
Le Magnétisme fût-il, d'ailleurs, le plus insigne monument de la folie humaine, en doit-on pour cela négliger
l'étude? Il est bon, selon les expressions d'un savant
contemporain (1), de suivre l'activité de la pensée jusque
dans ses aberrations les plus étranges. Détourner les yeux
des égarements de l'humanité, ce n'est point la servir;
rechercher, au contraire, en quels abîmes a pu tomber
la raison, c'est ajouter à l'orgueil légitime que ses
triomphes nous inspirent.

Ces modestes études rappelleront plusieurs noms
recommandables à la mémoire des amis de la science :
nous avons pris un grand soin de recueillir certaines

---

(1) L. Figuier, *l'Alchimie et les Alchimistes*. Paris, V. Lecou, 1855,
Introd., p. 11.

de ces médailles que la poésie antique célébrait et que Bacon (1) ne nous a point fait oublier. « A l'extrémité du fil qui représente la vie de chaque mortel, est suspendue une médaille qui porte son nom. Au moment de sa mort, le temps détache ces médailles et les jette dans le fleuve de l'oubli. Mais, autour du fleuve, voltigent quelques cygnes, qui rassemblent les noms qui flottent à la surface, les saisissent, et les portent à l'immortalité. »

Sans doute, il faut considérer les bouleversements et les révolutions, dans le camp de la science, comme un état maladif, comparable à la dentition ou à la puberté, travail plein de récifs et d'orages, mais salutaire en ce sens que l'état révolutionnaire doit amener l'humanité, aussi bien que l'homme, à un point plus élevé de son évolution. Mais il serait blâmable celui qui n'aurait pas reconnaissance et respect pour cette civilisation antique qui, sous ses formes sociales successives, (félichisme, polythéisme, monothéisme) tint d'une main bienfaisante les rênes du monde, pour ces âges où nos pères déposèrent les germes de ce qui se développe pour nous (2). Quand cette civilisation antique s'évanouit sous l'influence simultanée des barbares et du christianisme, de mystérieuses formules voilèrent aux yeux de l'homme les connaissances qui ne devaient jamais disparaître, et même celles qui

(1) *De augmentis scientiarum*, liv. II, c. VI. — P.-A. Cap, *Etudes biographiques pour servir à l'histoire des sciences.* Paris, V. Masson, 1857, Introd.

(2) E. Littré, *Conservation, révolution et positivisme.* Paris, Ladrange, 1852. Préf. p. XXVI.

avaient encore un peu de vie. Tel fut le sort du Magnétisme, comme celui des autres parties du savoir humain.

Qu'on ne regarde pas ce que j'avance comme une
hypothèse. Sans faire ici de rapprochement déplacé,
que l'on prenne la peine de remarquer le christianisme,
à son apparition dans le monde. Il venait à peine de
se montrer avec son bref et ferme symbole, sa morale
philanthropique, sa hiérarchie graduellement puissante,
son Θεός et son Διάβολος, toujours en action sur la tête
des générations, au milieu de la pieuse préoccupation
des esprits à l'égard des *desiderata* qui se trouvent aux
extrémités de la science, que l'antiquité païenne, ses
Dieux, ses croyances, sa morale plus ou moins austère,
son orgueil que justifiaient plusieurs siècles de beauté,
de grandeur, de sublimes fictions, ses vertus si fort
admirées et si fort applaudies, tout, en un mot, de ce
qui se rattachait à l'Olympe d'Homère recevait un rude
et puissant ébranlement. Contre cette religion si belle
dans ses conceptions, mais encore ignorée, mais faisant
des prosélytes partout, autant dans les palais des Césars,
que chez les peuplades barbares qui se groupaient sous
ses bannières, consacrant des prêtres, bâtissant des cha-
pelles, les Alexandrins composèrent en quelque sorte le
parti de la résistance. Plotin, Longin, Erennius, Origène,
Porphyre et Jamblique déploient, dans cette lutte de
deux civilisations, toute l'énergie de la pensée, une
érudition immense, une élévation de style incomparable (1) : à eux seuls, ils concentrent, en quelque sorte,

---

(1) Voyez l'*Histoire de la médecine*, par Daniel Leclerc, 1re partie.
— M. J. Matter, *Essai historique sur l'Ecole d'Alexandrie*, t. II,
p. 84, 209, 220, 244. Paris, 1820. — M. Jules Simon, *Histoire de
l'École d'Alexandrie*. — M. Vacherot, *Histoire critique de l'École*

toutes les forces de la Grèce et de l'Orient qui vont succomber, pour mieux fourbir leurs armes contre l'esprit nouveau : c'est ainsi qu'ils offrent à leurs neveux un sublime exemple, celui de la liberté d'examen.

En se cachant, comme nous le disions, sous de mystérieuses formules, nous voulons croire que le Magnétisme se trouva relégué dans l'esprit de quelques sectaires : il tint sa place parmi les *Sciences occultes*, et il se confondit avec la *Magie*. La *Kabbale* (1) conserva même plusieurs

---

d'Alexandrie. — Et le *Rapport* de M. Barthélemy Saint-Hilaire à l'Académie des sciences morales et politiques sur le concours ouvert *par elle à propos* de l'école d'Alexandrie, 1845, in-8°. — Ch. Renouvier, *Manuel de philosophie ancienne.* Paris, Paulin, 2 vol. in-12, 1844 : t. I, 47 ; t. II, 233, 338 *sq.*

(1) *La Kabbale* (קבלה tradition) contient en partie toutes les doctrines mystiques et les pratiques magiques de l'antiquité. Elle a pour origine les travaux des Esséniens sur l'interprétation des mots et des lettres de l'Écriture (1), et a été rédigée vers les premiers siècles de l'ère chrétienne (2) par le rabi Akibda, son disciple Siméon ben Jochaï avec son fils et ses amis (3). C'est de la Kabbale que nous viennent les abraxas, les talismans de toute espèce ; c'est d'elle aussi que nous vient la théorie de la vertu des nombres, que les Kabbalistes du II° siècle cherchèrent à étayer sur des écrits faussement attribués à Hippocrate, et qui a été aussi attribuée à Pythagore (4). M. l'abbé Constant (Eliphas Lévi) regarde la Kabbale comme la tradition des enfants de Seth, emportée de Chaldée par Abraham, enseignée au sacerdoce égyptien par Joseph, recueillie et épurée par Moïse, cachée sous des symboles dans la Bible, révélée par le Christ à Saint-Jean, et contenue encore tout entière

(1) *Cf.* Ch. Nisard, *Histoire des livres populaires,* 2 vol. in-8'. Paris, Amyot, 1854. — T. I, c. III, p. 158, 159.

(2) Sprengel, II, 177. *Journal de l'amateur de livres.*

(3) F. Hoefer, *Histoire de la chimie depuis les temps les plus reculés jusqu'à notre époque,* 2 vol. in-8°, 1843. — T. I, p. 242, 243, 244.

(4) « La Kabbale, dit M. le dᣴ F. Hoefer, *loc. cit.*, a la plus grande analogie avec la philosophie de Pythagore : l'une et l'autre proviennent probablement de la même source. »

de ses rites, si l'on en croit M. Ch. Fauvety (1); et il est présumable que les Juifs, qui pratiquèrent l'art de guérir tant que dura le moyen âge, tirèrent parti des

sous des figures hiératiques analogues à celles de toute l'antiquité dans l'Apocalypse de cet apôtre (1).

La culture des sciences occultes est un des objets de ma prédilection, parmi les branches des études que j'ai entreprises et qui se rattachent le plus directement à l'art de guérir. Mes connaissances encore trop imparfaites de la langue hébraïque et de la littérature chaldéenne, autant que l'insuffisance de mes recherches, ne me permettent point de m'étendre sur la Kabbale qui paraît, à mon point de vue, devoir être envisagée sous plusieurs faces, que l'on soit ou non de l'école de Moïse Corduero ou de celle d'Isaac Loria, et surtout à l'abri de toute systématisation religieuse. En ce qui regarde la médecine, qu'il me suffise de dire aujourd'hui que les Kabbalistes ont pensé surtout comprendre la volonté du Créateur et la loi de la création dans la composition et le résultat hiéro - glyphique et mystérieux des dix Sephiroths (cercles lumineux) s'harmonisant avec les dix organes de l'homme terrestre (cerveau, poumon, cœur, estomac, intestins, foie, rate, rein, vésicule séminale, matrice), aux dix membres de l'homme céleste (Empyrée, premier Mobile, Firmament, Saturne, Jupiter, Mars, Soleil, Vénus, Mercure, Lune), avec les membres mystiques de l'homme archétype, avec les dix noms du Dieu suprême dont parle Saint-Jérôme dans sa lettre à Marcella (2). Dix résulte de l'addition du tétractys de Pythagore (1 -|- 2 -|- 3 -|- 4 = 10). L'analogie est parfaite entre le tétractys et le quaternaire sacré de la Kabbale, dont M. F^d Hoefer nous a donné la table, et qui est représenté par les quatre formes du tétragramme יהוה (IΛΩ des Abraxas), qui doit s'épeler : Jod-he-vau-hé, et ne pas se prononcer Jéhovah, car cette défiguration donnerait six lettres et l'analogie serait détruite.

(1) Je me fais un devoir de déclarer que c'est à ce savant philosophe contemporain que j'ai emprunté la plus grande partie des considérations que je présente ici. M. Fauvety, innovateur *d'une religion rationnelle*, a développé ses idées dans la *Revue philosophique et religieuse*, qui a commencé à paraître en avril 1855.

(1) E. Lévi, *Histoire de la magie.* Paris, G. Baillière, 1860, in-8°. — Liv. I, ch. VII, p. 105.

(2) Corn. Agrippa, *De occultá philosophiá*, liv. III, c. XI. Cologne, 1533, in-8°. = Ad. Franck, *La Kabbale*, p. 15. Paris, L. Hachette, in-8°, 1843.

procédés magnétiques pour le soulagement des maladies (1). Cette supposition est d'autant moins dénuée de
fondement qu'il y a lieu d'être surpris à la lecture de
ce passage du rabi *Abraham ben Hannas* : « L'aimant,
dit-il, attire le fer ; le fer est partout : tout est donc
soumis au Magnétisme. Ce n'est qu'une modification du
principe général qui divise les hommes et fait naître
entre eux la sympathie, l'antipathie et les passions...
Cet aimant, ajoutait-il, qui attire le métal, attire aussi
la chair vivante. »

Si le Magnétisme ne fut point connu des Arabes,
tout au moins ils le soupçonnèrent. *Thabet-ben-Corrah,*
un des astrologues du calife Motaded, et son petit-fils,
Thabet-ben-Senan, étudièrent les propriétés de l'aimant (2). Jacques *Alchindus,* que Cardan a placé parmi

---

(1) Une des plus anciennes conceptions du Magnétisme paraît appar-
tenir au célèbre philosophe Thalès (639 ans av. J -C.). Voici sa façon
de comprendre la vie elle-même et la cause des mouvements dans
l'univers : Le monde unique est animé (1); c'est-à-dire qu'une âme
est mêlée au tout, laquelle se révèle aussi dans les parties, dans l'aimant, par exemple, qui attire le fer. L'âme est, en effet, le principe du
mouvement, *quelque chose qui meut,* et l'aimant doit, par conséquent,
en avoir une (2). Si l'âme peut mouvoir, c'est qu'elle est *toujours
mobile et mobile par elle-même* (3). Cela posé, ce principe de mouvement, cette âme, tout tend à faire penser que Thalès la considérait
comme un attribut inhérent à ce qui est, n'y ayant pas de vie sans lui,
et aucun être, à proprement parler, ne pouvant être autrement
conçu (4).

(2) Consultez Wustenfeld, *Histoire des médecins et des naturalistes
arabes.* Gœttingue, 1840.

(1) Ps-Plutarque, *Opin. des phil.,* I, 25.
(2) Aristote, *De Animâ,* I, 2 et 5 ; et Diogène, *Thalès,* I, 27.
(3) Stobée, *Ecl. phys.,* p. 93 ; et Ps-Plutarque, *Opin. des philos.,* IV, 2.
(4) Ch. Renouvier, *Manuel de philosophie ancienne,* t. I, p. 99.

les douze esprits subtils du monde, composa même le traité *De Theoria magicarum artium*, qui le fit considérer par tous les démonographes comme un infâme magicien et lui a valu les critiques acerbes de François Pic et de Conrad Wimpina. Un des plus célèbres alchimistes arabes, auquel quelques uns rapportent l'invention de l'algèbre, et que Paracelse, si peu indulgent, appelait le maître des maîtres en chimie, *Geber* voit l'action de l'aimant dans un fluide général duquel découle l'antipathie et la sympathie des corps. « Qui connaîtra, dit-il (1), la cause de l'amour qui rapproche les êtres et de la discorde qui les désunit, possédera la clef de la nature ! » J'en dirai autant d'Albubecar Muhamed, plus connu sous le nom de *Rhazès*. Léon l'Africain, son historien, raconte que Rhazès passant un jour dans les rues de Cordoue, et voyant un rassemblement de citoyens, voulut savoir la cause de ce concours, et apprit qu'un promeneur venait de tomber mort. Il s'approcha, et après un examen attentif, il demanda des baguettes au moyen desquelles, frappant le corps immobile du citoyen, et usant de certains signes, il fit revenir à lui l'homme qu'on croyait sans vie, au milieu des applaudissements enthousiastes de la foule. Nous manquons de textes qui prouvent péremptoirement que Bolstadius *(Albert-le-Grand)*, dont Saint Thomas-d'Aquin fut le disciple, fût initié aux connaissances magnétiques : son vaste savoir, ses études sur les secrets de la nature, ses idées sur la transmutation des métaux, n'en font que faire présumer la possibilité.

---

(1) *Trad. des œuvres de Geber*, par Richard Russel. Leyde, 1668, in-8°, sur celle de Golius qui les avait traduites des Mss. sous le titre de *Lapis philosophorum.*

Raymond Lulle, qui le premier parla de la pierre philosophale (1), se familiarisa tellement avec les écrits de Geber, dans le voyage qu'il entreprit en Mauritanie pour apprendre quelques remèdes destinés à guérir la maladie de son Eléonore, qu'il est hors de doute, par la conformité que l'on remarque entre ces deux savants, que R. Lulle possédait des notions de Magnétisme.

Ce furent les écrits des auteurs arabes qui instruisirent *Pierre d'Apono* (2) et *Arnauld de Villeneuve* (3), qui vécurent au XIVᵉ siècle, de diverses pratiques magnétiques dont ils firent usage dans le traitement des maladies. On les accusa de magie, et les soupçons dont ils furent noircis les forcèrent à lutter contre de nombreuses persécutions. C'est qu'ils vivaient dans un temps où il suffisait d'être savant pour être considéré comme coupable de faire usage de rites magiques.

Au XVᵉ siècle, rien ne se voit dans les œuvres des

---

(1) *Apertorium de veri lapidis compositione.* Noribergæ, 1546, in-4⁰. — *Secreta secretorum.* Coloniæ, 1592, in-8⁰.

(2) *Heptameron, seu elementa magica.* Parisiis, 1567, in-8⁰, à la fin du tome I des œuvres de C. Agrippa. — *Elucidarium necromanticum.* Il est manuscrit dans la bibliothèque du Vatican, parmi ceux de la reine de Suède. — Voir la notice historique sur P. d'Apono par Mazzuchelli, traduite en français par M. Goulin, dans ses *Mémoires littéraires, critiques, philologiques, biographiques et bibliographiques, pour servir à l'histoire ancienne et moderne de la médecine.* Paris, in-4⁰. — Voir aussi J. Freind, *Histoire de la médecine depuis Galien jusqu'au* XVIᵉ *siècle.* Paris, J. Vincent, 1728, in-4⁰, p. 234-235. (Biblioth. de Caen).

(3) Le recueil des écrits de ce médecin a eu 5 éditions : la dernière est de Bâle, en 1585, avec quelques annotations de Jérôme Taurellus de Montbelliard. On lui attribue à tort un *De physicis ligaturis* et un *De sigillis duodecim signorum.* Guillaume Postel s'est trompé en lui attribuant le livre *De tribus impostoribus.*

chimistes ou des médecins qui peut avoir trait à ce que
nous nommons le Magnétisme. Elle nous semble très-
bien fondée cette croyance qui attribue à la toute puissante influence de la philosophie platonicienne l'éloigne-
ment des savants de cette époque pour toute explication
physique des phénomènes de la vie. Assurément nous
ne devons pas nous attendre à une interprétation physique
de la part du médecin *Théodoric*, religieux de l'ordre
des Frères Prêcheurs et évêque de Cervie (1), non plus
que du chanoine *Guillaume de Beaufet*, médecin de
Philippe-le-Bel, de *Guy de Chauliac*, chapelain com-

---

(1) *Chirurgia secundùm medicationem Hugonis de Luca.* Venetiis,
in f°, 1546, *cum arte chirurgica.* Theodoric paraît être le premier
médecin qui ait fait des tentatives pour amortir la douleur ou provoquer
le sommeil. Il préparait une composition qu'il indique dans les termes
suivants : *opium, succus morellæ, hyosciami, mandragoræ, lactucæ.*
« Le chirurgien, écrit M. Scoutetten, dans son *Histoire du chloroforme
et de l'anesthésie en général* (1), plongeait une éponge dans ces sucs,
la laissait sécher au soleil, et quand la nécessité se présentait, il mettait
cette éponge dans l'eau chaude, la plaçait sous le nez et la laissait jusqu'à
l'accomplissement d'un sommeil profond. Puis, l'opération terminée, il
prenait une autre éponge baignée dans du vinaigre, frottait les narines,
ou bien il réveillait son malade en mettant dans les narines ou dans
l'oreille *succum rutæ vel feni.*

Il paraît, toutefois que, dès le III° siècle de notre ère, les Chinois
connaissaient une substance (2) destinée à paralyser momentanément
la sensibilité. Ce curieux document a été trouvé par M. Stanislas Julien,
dans un grand ouvrage chinois : Kou-King-i-Tong (*Recueil de médecine
ancienne et moderne*), que ce savant linguiste a traduit (3).

(1) *Exposé des travaux de la Société des Sc. médic. de la Moselle,* année 1857,
p. 325. — V. aussi *Bull. de thérapeut.,* t. XXV, p. 527.

(2) *Ma-yo,* dont s'est le premier servi le médecin Moa-Tho. — Cf. *Bull. de
thérapeut.,* t. XXXVI, p. 239.

(3) *Cf.* la séance du 12 février 1849 de l'Académie des sciences. *Note relative
à la chirurgie chinoise.*

mensal et médecin des papes Clément VI, Urbain V, Innocent VI (1), de *Michel Savonarola*, de l'ordre de Saint-Jean-de-Jérusalem, ou enfin de *Jérôme Fracastor*, l'ami du cardinal Bembo, auquel il dédia son poème intitulé *Syphilis*, et le conseiller du pape Paul III qui, sur les avis de Fracastor, obligea les Pères assemblés à Trente de transférer le concile à Bologne, par la crainte d'être exposés à contracter la maladie qui y sévissait (2). Auraient-ils pu se rendre compte, sans partialité, des lois qui régissent la matière, tous ces moines, tous ces clercs, tous ces bacheliers plus ou moins pénétrés à la fois de théologie et de médecine, imbus par avance de la croyance aux esprits, et entichés de cette prétention de connaître Dieu sans intermédiaire et en quelque sorte face à face, de cette chimère « qu'il importe de séparer avec soin du spiritualisme (3) » et qu'on nomme le mysticisme (4)? Ce xv° siècle a réellement été le règne du diable : personne ne contestait sa puissance, tous avaient foi en lui, savants, alchimistes, réformateurs, Pic de la Mirandole et Reuchlin, Trithème et Agrippa, Luther et Mélanchton ! Aussi, quel temps fut jamais plus fertile en sorciers, en magiciens, en convulsion-

---

(1) Consultez F. Ranchin, *Questions de chirurgie sur les œuvres de maître Gui de Chauliac.* Paris, 1604, in-8°. — J. Faucon, *Remarques sur la chirurgie de Chauliac.* Lyon, 1649, in-8°. — Simon Mingelousaux, *Commentaires sur la grande chirurgie de Chauliac.* Paris, 1683, 2 vol. in-8°. — Verduc, *Abrégé de la chirurgie de Guy de Chauliac.* Paris, 1716, in-8°.

(2) Ainsi qu'il est dit dans le décret de la 8° session, tenue le 11 mars 1547.

(3) Cousin, *Histoire de la philosophie moderne*, t. II, 9° leçon.

(4) *Dictionnaire des sciences philosophiques*, t. IV, p. 359-371. Paris, Hachette, 1849. = A. Maury, *Essai sur les légendes pieuses du moyen âge.* Paris, Ladrange, 1843, in-8°. P. 89.

naires, en possédés, en inquisitions, en tortures, en
auto-da-fé, en bûchers (1)! En quel temps les serviteurs
de Dieu parvinrent-ils davantage à inspirer un mépris
systématique de la matière, et à mettre au pilori un des pro-
duits les plus sublimes de la nature du corps humain (2)!
Les uns se crucifiaient, les autres se martyrisaient ou
rivalisaient de sagacité pour inventer des méthodes
propres à donner à ce fantôme d'esprit, — qui était
considéré comme surnaturel et indépendant de la matière, — la prépondérance sur le corps, que l'on regar-
dait, selon l'expression d'un philosophe moderne (3),
comme son auberge de voyage (4). Qu'il nous suffise,
pour mémoire, de rappeler Saint Bernard (5) qui, par une
ascèse exagérée, avait altéré ses nerfs gustatifs au point
de pouvoir manger de la graisse rance et boire de l'huile à
brûler, tout en s'imaginant avaler du beurre et du vin (6).

(1) Toutes les croyances du moyen âge relatives aux possessions du
démon se sont encore conservées dans la Grèce actuelle. *Cf.* abbé
Péguès, *Hist. et phén. volcan. de Santorin*, p. 539 et *sv.* (1842, Imp.
roy., in-8°).

(2) Alf. Maury, *Essai sur les légendes pieuses du moyen âge.*
Introd, p. XII-XIII; p. XVIII. — Pag. 265, 266 et *sv.*

(3) M. Maurice Hess.

(4) *Cf.* M. Jacques Moleschott, *De l'alimentation et du régime,*
trad. de l'allemand sur la 3e édit., par M. F. Flocon, et revu par l'auteur,
1 vol in-12 de 291 pag. Paris, 1858, V. Masson.

(5) *Vie de Saint Bernard,* par Guillaume, abbé de Saint-Thierry.
Coll. Guizot.

(6) Les peuples antiques savaient mieux respecter l'univers matériel.
Lorsqu'on demanda au philosophe grec Démonax, vieillard centenaire,
de quelle manière il voulait être enterré, il répondit : « Ne vous souciez
pas de mon cadavre, la nature s'en chargera. » — « Mais veux-tu donc
servir de pâture aux chiens et aux oiseaux ? » — « Pourquoi pas, répli-
qua-t-il, j'ai été utile aux hommes pendant ma vie, pourquoi ne le
serai-je pas aux animaux après ma mort? »

Après cette époque de terrestres détachements, l'instruction s'émancipe sous une atmosphère plus libérale Comme le souffle du matin qui précède le soleil, un esprit nouveau se fait sentir chez les penseurs libres ; « une vie nouvelle commence à prévaloir : l'aurore de mœurs nouvelles, de nouvelles opinions religieuses et politiques s'aperçoit de tous les côtés de l'horizon (1), » C'est qu'alors, ainsi que l'a fait remarquer si judicieusement M. Michelet, dans un de ses derniers volumes historiques, était rentrée, après une nuit de huit siècles, une partie de la civilisation romaine, héritière elle-même de l'esprit grec, et que l'invasion des Barbares, Francs, Vandales, Wisigoths, avait un instant comprimée, paralysée : c'est qu'alors avaient reparu Aristote et les autres philosophes grecs avec Averrhoës et les Médicis. En vain l'astrologie avait été proscrite par une bulle du pape ainsi que par la faculté de Paris, et l'alchimie, par le sénat de Venise : Georges Agricola, Jean Bodin, Jérôme Cardan, Thomas Eraste ne se défendaient point d'en être les partisans : F. Plater, Amb. Paré, le judicieux Fernel lui-même, Maxwell, Wirdig n'étaient pas loin d'y ajouter foi. Parmi ces hommes de génie, « quelques-uns, dit M. Charpignon (2), croient trouver la raison physiologique des effets nerveux dans l'influence que l'homme exerce sur lui-même ou sur son semblable, et ils appliquent à cette influence, si semblable pour eux à celle de l'aimant, le nom de *Magnétisme*. »

---

(1) E Littré, *Trad. de la vie de Jésus, par le docteur David Frédéric Strauss*, 2 vol. in-8°. Paris, Ladrange, 1855. Voy. la préface du traducteur, mai 1853 (1-43).

(2) Feuilleton de la *Gazette des hôpitaux*, 1860, n° 4. — *Cf.* aussi Feuilleton de la *Gazette hebdomadaire de médecine et de chirurgie*, par M. le Dr Segond, 1854, n°s 43, 45 ; p. 703, 705, 735, 736.

Cette ère nouvelle date du xvie siècle. En même temps que Luther se dispose à saper le catholicisme dans ses fondements, Pierre *Pomponazzi*, de Mantoue, professeur de philosophie à Bologne, tente de rétablir le règne d'Aristote en Italie et passe pour athée. On accable des plus vives incriminations son traité *De Immortalite animæ*, où il prétendait que l'immortalité de l'âme ne pouvait être démontrée par la raison seule ; on met à l'index son livre *De Incantationibus*, où il est curieux de voir battues en brèche les superstitions du moyen âge. En même temps aussi, les dogmes de la chimie et de la médecine sont bouleversés par un de ces esprits tellement amis du merveilleux que, selon l'expression d'un moraliste, l'invraisemblance est pour eux un commencement de preuve, par un de ces chefs d'école dont l'éloquence pleine d'exaltation et de verve, la parole passionnée et incisive harcèle l'adversaire et le défie au combat avec une audace dont rien n'approche : nous voulons parler de *Paracelse*. C'est donc de toutes parts à la fois qu'apparaissait la Réforme, ou mieux la Révolution : elle devenait philosophique, religieuse et scientifique.

Pomponazzi comprit que ce serait en donnant des interprétations physiques aux actes de la vie matérielle qu'il aurait chance de détruire la philosophie platonicienne, dans son spiritualisme mystique, tout aussi bien que le dogme des chrétiens de son temps, dans leurs orthodoxes croyances. C'est avec une grande justesse de vue que M. Fauvety a fait cette sérieuse remarque : car c'est en entrant dans cette route que le médecin de Mantoue fit rencontre du Magnétisme. « Pomponazzi, dit l'auteur du *Manuel de philosophie*, nia PROPREMENT l'immortalité de l'âme, c'est-à-dire l'immortalité avec conscience, établit que tout se fait en ce monde par voie de génération, suivant les lois nécessaires, et osa fonder la morale sur elle-même, sans intérêt, crainte ni espoir pour une autre vie. Il voulut même expliquer tout fait merveilleux, NATUREL- LEMENT, c'est-à-dire par le gouvernement des sphères célestes les unes par les autres, par l'action des astres, et par l'influence de l'homme sur l'homme à l'aide d'un fluide, esprit ou gaz qui semble être, par sa nature et par ses effets, celui que les magnétiseurs ont cru in- venter depuis (1). » Ces données, plus largement exposées, sont bien, ou je me trompe fort, le crité- rium du Magnétisme de nos jours. Matérialisant l'âme, Pomponazzi proclama son influence sur les corps exté- rieurs : « Si les extraits d'herbes, de minéraux et d'animaux peuvent, dit-il, produire des effets si admi- rables, combien plus admirable doit-être l'action de l'âme humaine !... Il n'est pas plus difficile de croire à l'action curative de l'âme humaine qu'à celle des herbes et des emplâtres... Elle opère en modifiant les corps au moyen d'émissions fluidiques (PER VAPORES TRANSMISSOS) qui sont imprégnées de ses qualités bonnes ou mauvaises... » Dans un autre passage du *De Incan- tationibus*, l'homme est comparé à un tamis par les ouvertures duquel fuit le *spiritus*, le *vapor*, cause première du mouvement ; et à cette comparaison s'ajoute celle de l'aimant, *sicut aliùs magnes attrahit ferrum, aliùs expellit* (2).

(1) Ch. Renouvier, *Man. de philosoph.*, t. I, p. 14, 16. — V. aussi le *Dictionnaire hist. et crit.* de Bayle, art. *Pomponace*.

(2) *De natural. effectuum admir. causis, seu de incantationibus*, Bâle, 1556, in-8°, p. 56, 57, 63. = A la p. 73, ch. v, nous avons lu ce passage empreint d'une haute sagesse : *Oportet præcantatorem esse credulum*

Les savants du temps de Pomponazzi ne firent guère attention à ces idées que, du reste, lui-même ne chercha pas à approfondir davantage. Ce qui préoccupait bien plus son esprit, c'était le désir dont il était dévoré de prouver que les actes de la magie n'étaient pas l'œuvre du démon, et que c'est dans l'imagination prévenue ou malade que l'on doit, la plupart du temps, aller chercher la source des miracles (1). Ne croirait-on pas en vérité, que Pomponazzi est le maître de cette formidable école exégésique allemande, de ces savants, hardis et opiniâtres philosophes néo-hégéliens, Eichhorn (2), Usteri (3), Bruno Bauer (4), L. Feuerbach (5),

et magnam fidem adhibere, et habere vehementem imaginationem et fixum desiderium circa unamquamque ægritudinem. Modo patet non omnes homines esse æqualiter dispositos..... — Rapprochez ce passage du Nouveau-Testament : ... _Et il ne fit là que peu de miracles à cause de leur incrédulité._ (Mathieu, c. XIII, v. 58). = Les œuvres de Pomponazzi ont été éditées à Venise en 1567, in-fº, avec ce titre : _Petri Pomponatii opera omnia philosophica._

Consultez aussi Avicenne, _De natura_, c. 6, par. 3. — Demangeon, _Du pouvoir de l'imagination_, nouv. éd., 1834, p. 58 et _sv._ — Aubin Gauthier, _Intr. au Magnétisme_, in-8º, 1841. — Montaigne, l. I, c. 2.

(1) Le miracle, dit un poète allemand, est l'enfant le plus chéri de la foi. = « _Quid magis contrà fidem, quàm credere nolle, quidquid non possit ratione attingere ?_ » dit Bernard contre Abélard (_Ep. ad. dom. Papam Innocentium_).= « Le miracle est le vrai terme technique de la foi religieuse, et sa puissance est celle de l'imagination. » (L. Feuerbach, c. XIV, p. 247).

(2) Einleitung in das alte Testament, _Göttingen_, 1824. — Eichhorn's allgemeiner Bibliothek. — Eichhorn's urgeschichte herausgegen von Gabler.

(3) In Ullmann's u. Umbreit's theol. Stud. u. Kritik.

(4) B. Bauer, _Critique de l'Histoire évangélique des synoptiques_, 3 vol. Trad. de M. H. Ewerbeck, 1850. — Hebr. Myth. Einleitung, _ouvrage composé d'après le principe de Heyne_ : A Mythis omnis priscorum hominum cum historia tum philosophia procedit.

(5) De même que Niebuhr a jeté dans le creuset de la critique les

Rosenmüller (1), Rosenkrantz (2), J. Jahn (5), D.-F.
Strauss (4), Ghillany (5), Daumer (6), Lutzelberger (7),
et les autres dont doit s'enorgueillir, à si juste titre,
l'Allemagne actuelle (8) ? Au demeurant, Pomponazzi
a dû longtemps méditer ces pensées sublimes de l'illustre

---

mythes de la fondation de Rome, M. Feuerbach en a fait de même de
ceux de la fondation du christianisme. — Louis Feuerbach, *l'Essence
de la religion*, 1845 ; *l'Essence de la foi d'après Luther*, 1844 ;
l'Essence du christianisme, 1842 ; *la Mort et l'Immortalité (une
thanatologie)*, 1830-1846. Dans la *Revue indépendante*, il y a une
douzaine d'années, M. Ad. de Ribbentrop a analysé l'Essence du
christianisme. Tous les ouvrages de L. Feuerbach ont été traduits en
français par M. le docteur Hermann Ewerbeck, qui en a fait hommage
à la France avec un désintéressement au-dessus de tout éloge, en les
faisant imprimer à ses frais. Paris, Ladrange et Garnier, 1850, 1 vol.
in-8°, 590 pages.

(1) Das alte u. neue Morgenland, *Leipzig*, 1820.

(2) Encyclopaedie der theol. Wissenschaften.

(3) Archaeologia Bibliae, *Vienne*, 1805.

(4) Die Christliche Glaubenslehre *et* Vergaengliches
und Bleibendes im Christemthum, im 3tem Hefte des
Freihafens für 1838. = D. Strauss, ami du célèbre magnétiseur
Justinus Kerner, s'est lui-même beaucoup occupé de Magnétisme.

(5) *Les Sacrifices humains chez les Hébreux de l'antiquité*. Trad.
de M. H. Ewerbeck.

(6) *Le Culte du Moloch chez les Hébreux de l'antiquité*. Trad. de
M. H. Ewerbech.

(7) *Jésus, surnommé le Christ*. Trad. de M. H. Ewerbech. Ces trois
derniers ouvrages, ainsi que le travail de M. B. Bauer, composent le
livre intitulé : *Qu'est-ce que la Bible d'après la nouvelle philosophie
allemande*, par Hermann Ewerbech. Paris, Ladrange et Garnier, 1850,
1 vol. in-8°, 666 pages. — Je ne dois pas oublier, enfin, de signaler
l'ouvrage de Guill. Weitling (Das Evangilium eines armen
Sünders. Berne, Jenni fils, 1845, broch. 133 pag.), dont je ne suis
devenu possesseur qu'après de longues recherches.

(8) Lisez, dans le judicieux ouvrage : *l'Allemagne et les Allemands*,

chantre de la philosophie épicurienne, qui sont la base
de ses dogmes :

Quippe enim mortale æterno jungere et una

Consentire putare et fungi mutua posse

Desipere est ; quid enim diversius esse putandum est ?

(Lucrèce.)

et tout son livre peut être succinctement résumé dans
cette citation qui est de lui : « On conçoit facilement
les effets merveilleux que peuvent produire la confiance et l'imagination, surtout quand elles sont réciproques entre les malades et celui qui agit sur eux.
Les guérisons attribuées à certaines reliques sont l'effet

---

par Hermann Ewerbech, (Paris, Garnier frères, 1851, 1 vol. in-8°),
le 31e tableau : Le Réveil de l'Allemagne, p. 579, 580, *sq.*

Que M. le
docteur Ewerbech veuille bien me permettre de lui renouveler ici les bien modestes
remercîments, qu'il m'a déjà donné l'occasion d'avoir l'honneur de lui adresser,
pour nous avoir initié aux travaux des philosophes allemands que je vénère le
plus. J'agis en cela comme il sied à l'obligé humble et reconnaissant dont le plus
sensible plaisir est de faire tourner le bienfait à la gloire du bienfaiteur.

« Il ne suffit pas de maudire [les exégètes allemands], a dit M. Edg.
Quinet (1), il faut les contredire avec une patience égale à celle dont
ils ne se sont jamais départis. » — La défense, il faut bien l'avouer,
n'est pas au niveau de leurs attaques, quoiqu'elles trouvent leur crédit,
selon les expressions d'un théologien érudit (2), « dans les recherches
pénibles d'une archéologie minutieuse, les subtilités insaisissables d'une
philologie sophistique,... les hypothèses téméraires d'une métaphysique
trompeuse et d'une prétendue philosophie de l'histoire... » (4).

(1) *Des Jésuites*, p. 305.

(2) H. de Valroger, trad. abr. et ann. de l'*Essai sur la crédibilité de l'histoire
évangélique*, par A. *Tholuck*, Introd., p. 3. — Paris, J. Lecoffre, 1847, in-8°.

(3) P. Lacordaire, *Conférence du 26 Nov. 1846.* — H. de Valroger, *Etudes critiques sur le Rationalisme contemporain*, in-8°. Paris, J. Lecoffre. Pag. 568 et
sv. — Notes.

de cette imagination et de cette confiance. Les médecins et les philosophes savent que si l'on mettait à la place des ossements d'un saint ceux de tout autre squelette, les malades n'en seraient pas moins rendus à la santé s'ils croyaient approcher de véritables reliques. »

M. Fauvety fait observer que cette théorie de Pomponazzi, admise par plusieurs savants, se trouve reproduite dans plusieurs ouvrages des médecins et philosophes du xvi⁰ et du xvii⁰ siècle, depuis Erasme (1) jusqu'à Bacon ; depuis Servet, cette célèbre victime de l'intolérance jusqu'à Bekker, dont le *Monde Ensorcelé* réfute l'opinion vulgaire sur l'influence du démon. Mais pour que cette théorie pût briller d'un vif éclat dans le monde scientifique, et dessiller les yeux de la majorité, il était besoin d'une explication plus matérielle, plus saisissante, d'une explication capable de satisfaire l'esprit en remplaçant le miracle, et de tenir lieu dans l'appréciation des faits, de l'intervention divine avec laquelle on ajoutait foi aux plus grossières invraisemblances, aux plus étranges phénomènes (2). A *Paracelse* revient le mérite de cette thèse à la fois grande et systématique qui, au milieu des plus violents anathèmes lancés contre la théorie des anciens, admettait le Magnétisme comme une puissance physique, universellement répandue, susceptible de déterminer sur les corps les changements les plus bizarres, les plus extraordinaires et les plus

---

(1) Burigny, *Vie d'Erasme*, 1757.

(2) *Cf.* Eugène Postel, *Etudes et Recherches philosophiques et historiques sur les Hallucinations et la Folie jusqu'à la fin du siècle dernier*. Caen, in-8°, Avril 1859, p. 45.

variés (1). C'est cette thèse qui fait affirmer en outre à
Paracelse que, si on pouvait, par un effort sublime de
volonté, se figurer être une personne autre que soi-même,
on connaîtrait incontinent la pensée la plus cachée de
cette autre personne et on attirerait à soi ses souvenirs
les plus intimes et ses secrets les plus profonds (2).

Nul doute assurément que le Magnétisme animal
n'ait été connu par d'autres avant Paracelse (3) : nous
voulons faire observer seulement ici que Paracelse a le
premier nettement formulé ses caractères, comme aussi
il s'est efforcé le premier d'établir un rapport scientifique entre cet agent et les puissances électro-magné-
tiques dont sont doués les corps célestes et terrestres.
Il est assez rationnel d'admettre que ces conclusions
lui furent en quelque sorte dictées par sa théorie du
MICROCOSME (4). « Le ciel et la terre du macrocosme
étaient représentés, dans le microcosme, le premier
par le cerveau, siége de la pensée; le second, par les
forces physiques. Le ciel du cerveau était en rapport
avec le ciel de la sphère ignée, et chaque partie du
corps avec une planète (5) » : telle était, en résumé,
cette doctrine au moyen de laquelle il systématisa les
forces de la nature.

Faisant jouer un rôle important aux influences

---

(1) Melch. Adam, *Vita Germanorum medicorum qui sæculo supe-
riori claruerunt ;* Heidelb., 1620, in-8°.

(2) E. Lévi, *Hist, de la Magie.* Paris, 1860, in-8°, page 452.

(3) *RF. page* 12. Note.

(4) Nom par lequel il désignait l'*homme,* par opposition au macrocosme, qui signifiait l'univers, dont l'homme n'était que l'abrégé.

(5) Dʳ Dechambre. *Cf. Gazette hebdomadaire de médecine et
de chirurgie.* Paris, Victor Masson, t. V, 1858. *Feuilleton* des nᵒˢ 18
et 21, page 365. (Livres d'Heures au XVᵉ siècle au point de vue médical. — Du
Microcosme).

attractives et répulsives de l'aimant qu'il trouvait avoir
une analogie particulière avec plusieurs facultés appar-
tenant à l'homme, Paracelse se les représente comme
la somme de forces universellement et généralement
répandues dans l'univers. Pénétrant plus avant dans
cette voie hypothétique, il veut que l'homme ait deux
pôles comme le globe terrestre : la bouche est le pôle
arctique et il reçoit par là une influence sidérale ou
astrale qui agit sur son intelligence, ses sens et sa
raison ; son ventre est le pôle antarctique, et il se
nourrit ainsi des substances émanées de la terre, et
réparatrices de ses pertes musculaires et sanguines ;
la ligne médiane est l'axe polaire ; « le cœur de l'homme
est influencé par le soleil, qui est le cœur du macrocosme ; la tête est la résidence de l'âme, comme le
ciel est celle de la divinité (1). » C'est là, selon la
remarque de M. Fauvety, une explication physique et,
à tout prendre, rationnelle, du vieux dualisme ESPRIT
et MATIÈRE par lequel on est habitué à se représenter
l'être humain. Ajoutons enfin, pour achever de donner
une vue d'ensemble bien nette de la physiologie COSMIQUE
de Paracelse, que ce n'est pas *directement* que nous
sommes sous l'influence des astres, ainsi que le croyaient
les médecins astrologues. Il importe de faire remarquer que, dans l'esprit de Paracelse, l'influence sidérale
avait lieu sur nous par l'intermédiaire d'un esprit subtil
(gaz ou éther) que parfois il indique par le mot MAGNALE,
parfois par le nom de MUMIE (*mumia*), et bien souvent
par la simple lettre M (2). N'est-ce pas là le *fluide
magnétique* de nos jours ?

(1) E. Littré et Ch. Robin, *Dictionnaire de médecine de Nysten.*
Paris, J.-B. Baillière, 1855, page 807.

(2) P.-A. Cap, *Etudes biographiques pour servir à l'Histoire des*

Telle est l'idée que se forme Paracelse de l'homme : il l'envisage sous deux faces : l'ENS NATURALE et l'ENS

---

sciences, loc. cit. = Tous les ouvrages de Paracelse ont été recueillis, à l'instigation de l'archevêque de Cologne, par J. Huser, et furent imprimés à grands frais sous la protection du prince électeur. On estime le nombre de ses ouvrages à 364, d'après Valentin de Retiis : la liste complète de ces traités et la date de leur publication a été donnée par Fr. Gmelin (Geschichte der chimie, t. I, p. 240). L'édition la plus commune est en 3 vol. (latin) : Genevæ, 1658, in-f°. (Bouillet, *Dict. d'hist. et de géogr.* Hachette, 1843, p. 1346) : Cette édition n'a pas une grande valeur et n'est que la traduction de l'édition originale allemande, très-complète et qui a pour titre : Bücher und Schriften des edlen, hochgelahrten, und bewehrten philosophi medici, Philippi Theophrasti Bombast von Hohenheim Paracelsi genannt; jetzt aufs neu aus den originalien und Theophrasti eigener Handscrift, soviel deiselben zubekommen gewesen, aufs trefflichst und fleisigst an Tag gegeben, durch J. Huserum Brisgoium. Bâle, ann. 1589, 10 vol. in-4°. — Deux disciples de Paracelse, *Michel Toxites* et *Gerhard Dorn,* ont surtout répandu et popularisé les doctrines de leur école. Le premier a publié l'*Onomasticum medicum verborum Paracelsi.* Argent., 1574, in-8°; et le deuxième, *Dictionnarium Theophrasti Paracelsi,* avec une traduction latine de divers traités de Paracelse. — Les éditions françaises ont pour titre : *La grande chirurgie de Philippe Auréole Théophraste Paracelse,* traduite en français sur le latin de Josquin d'Alhem, par Claude Dariot. Lyon, 1593, in-4°. Montbéliard, 1608, in-8°.

Nous nous permettons de signaler aux bibliophiles les quelques ouvrages suivants qui se rapportent à la médecine paracelsiste :

Epistola δηλωτική de medicina præstigiatrice Paracelsi, ad... Johannem, episcopum monasteriensem, et à D. *Ernesto Reuchlino,* apud inclytam urbem Lubecam, medico publico, scripta. — Lubecæ, J. Balhornius, 1570, in-4°. — Pière.

Idea medicinæ philosophicæ, fundamenta continens totius doctrinæ Paracelsicæ, Hippocraticæ et Galenicæ. Auctore *Petro Severino* dano. — Basileæ. S. Henriopetrus, 1571, in-4°. — 1616, Erfurti, J. Episcopus, in-8°. — 1660, Hagæ Comitis, A. Ulacq, in-4°.

Commentarium in... Petri Severini dani ideam medicæ philoso-

spirituale. L'être *spirituel*, portion de l'être astral, est sous l'influence du grand ꟽ avec lequel il agit de réciprocité d'influence; l'être *naturel* est indépendant et possède comme le grand monde une essence, des propriétés, des modifications qui lui sont propres et personnelles. Que l'on aille pas croire et conclure dès lors à l'immatérialité de l'ens spirituale. « C'est une espèce d'essence ou de liqueur quintessenciée, une

---

phicæ prodromus. In quo platonicæ doctrinæ explicantur fundamenta, super quæ Hippocrates, Paracelsus et Severinus, nec non ex antithesi, Aristoteles et Galenus sua stabilivere dogmata... opera et studio *Willielmi Davissone.* — Hagæ Comitis, A. Ulacq, 1660, in-4". — Réserve.

Epistola scripta Theophrasto Paracelso; in qua ratio ordinis et nominum, adeaque totius philosophicæ adeptæ methodius, compendiose et erudite ostenditur, à *Petro Severino* dano. — Basileæ (1572) in-8°.

Disputationum de medicina nova Philippi Paracelsi pars prima, in qua, quæ de remediis superstitiosis et magicis curationibus ille prodidit examinantur. (Pars altera, in qua philosophicæ paracelsicæ principia et elementa explorantur. — Pars tertia in qua dilucida et solida veræ medicinæ assertio et falsæ, vel paracelsicæ confutatio continetur. — Pars quarta et ultima, in qua epilepsiæ, elephantiasis seu lepræ, hydropis, podagræ, et colici doloris vera curandi ratio demonstratur, et paracelsica solidissime confutatur). — A. Thoma Erasto..., Basileæ, Perna, 1572-1573, in-4°.

Fasciculus Paracelsicæ medicinæ veteris et non novæ, per flosculos chimicos et medicos... collectus. In quo de vita, morte, et ressuscitatione rerum... *Gerardo Dorneo,* interprete. — Francofurti ad Mænum, Feyerabendt, 1581, in-4°.

Enfin, c'est avec beaucoup de soin que nous avons lu l'ouvrage suivant dont est riche la bibliothèque de Caen :

Prognosticatio ad vigesimum quartum usque annum duratura, per eximium dùm ac doctorem Paracelsum, ad illustrissimû ac potentissimû principem Ferdinandum, Roman. Regem semper Augustum, etc., Archiducem Austriæ, etc., conscripta. Anno XXXVI. == Excursum Augustæ Vindelicorum, per Henricum Steyner, xxvi Augusti. An. M D XXXVI. — 46 *pag.*, 32 *planches.*

sorte de gaz ou fluide impondérable, comme on dirait aujourd'hui. Chaque animal a en lui un esprit de cette espèce. Ces *esprits animaux* peuvent se comprendre entre eux, s'influencer réciproquement et se parler à distance sans que nos langues s'en mêlent. Les effets de sympathie et d'antipathie involontaires s'expliquent par cette correspondance spirituelle. *La volonté d'un individu peut, par l'énergie de son effort, agir sur l'être spirituel d'un autre individu, entrer en lutte avec lui et le soumettre à sa puissance.* Cette domination peut aller jusqu'à affecter le corps et le faire dépérir. » Passant de là à l'envoûtement, Paracelse continue : « Vous souffrirez tout ce qu'on fera à une figure de cire fabriquée à votre intention. Et ici ce n'est pas votre corps qui sera affecté, c'est votre être spirituel ; aussi tous les remèdes qui s'adresseraient à votre corps sont inutiles. Telle est la force de la malédiction... Et ne te moque pas de tout cela, ô médecin, tu ne sais pas quelle est la puissance de la volonté ! »

C'est donc, dira-t-on, que Paracelse ne rejette point de son esprit l'hypothèse de l'envoûtement? Sans doute ; mais c'est après avoir repoussé tout sortilège, tout fait en dehors des lois naturelles. Que ses explications vous semblent insuffisantes, erronées ; soit : mais je proteste contre la qualification d'absurde ou de déraisonnable que vous voudriez donner à une théorie solidement assise sur des vues qui régissent tout son système, toute sa *monarchie*, comme il le dit lui-même. Ce n'est donc pas ainsi que l'affirme M. le Dr F. Hoefer (1), « une entreprise impossible de

---

(1) C'est à un de nos collègues de la Société de Médecine, mon excellent ami, M. Lepetit, que je dois la communication de l'ouvrage rare et rempli d'une immense érudition, de M. le docteur J. Hoefer, (*Histoire de la Chimie*

ramener les écrits de Paracelse à une forme systématique.»
A l'appui de mes assertions, c'est Paracelse qui va protester : « Avant la fin du monde, s'écrie-t-il, un grand
nombre d'effets surnaturels, du moins en apparence,
s'expliqueront par des causes toutes physiques (1). »
Ailleurs : « On a négligé l'étude des forces secrètes et
des émanations invisibles ; on s'est contenté de raconter
des faits merveilleux.... . La foi est cette lumière qui
vient de Dieu et nous donne le courage de faire de grandes
tentatives, mais souvent on rapporte à la foi des effets
qui ne sont que naturels. On regarde l'épilepsie comme
patronisée par saint Valentin, le mal des ardents par
saint Antoine, la chorée par saint Guy, la syphilis par
saint Denis. Ainsi des saints seraient les patrons de nos
maladies ! Ces idées sont dignes des hérétiques et des
devins : il n'y a que le diable qui ait pu les inspirer.....
Par les yeux du corps, s'écrie-t-il encore ailleurs, nous
ne voyons que la moitié des choses. C'est la lumière
de la nature qui nous montre l'autre moitié et nous
fait voir l'architecte intérieur, l'invisible ! » Cet invisible, c'est le fluide vital ou nerveux ou magnétique,
c'est la *mumie, le magnale magnum*, c'est la nature
des modernes, l'âme matérielle des anciens ; c'est,
enfin, cette CHOSE, nécessaire, indispensable pour expliquer les phénomènes de la vie universelle, et qui
permet à Paracelse de concevoir, de saisir tout secret,

depuis les temps les plus reculés jusqu'à nos jours, 2 vol. in-8°, 1843).
T. II, p. 9-23.

(1) *Cf.* P.-A. Cap, *loc. cit.* — Voy. aussi p. 86, du tom. II de l'éd.
de Genève... « *Arcanum .. merito in secretis servari debet usque ad
extrema tempora, quandò nihil erit reconditi, sed omnia manifes-
tabuntur...* »

mystérieux en apparence, et que *l'agent physique* dont nous parlons, révèle à nos yeux, puisqu'il n'est plus d'effets sans *cause naturelle*. Mais quel est son mode d'expression? « Vous le connaîtrez en interrogeant les effets ou les choses externes : car *l'invisible se manifeste par les choses extérieures.* » « Il faut donc chercher dans l'analyse du monde externe quelles sont les parties qui sont les analogues de chacun de nos organes, afin de pouvoir guérir la maladie en donnant à chaque partie du corps ce qui lui est semblable... Ce qui sert à un organe correspond à la nature de cet organe : *le semblable appartient à son semblable.* Il est faux que les contraires guérissent par les contraires ; vous ne devez pas chasser l'arcane, mais aider l'arcane interne au moyen de l'arcane extérieure qui lui correspond et par son aide, le fortifier contre les éléments contraires qui tendent à l'abattre. Chaque homologue externe guérit son homologue interne ; le mercure extérieur guérit le mercure (1) de l'intérieur, etc., etc. (2). »

---

(1) Le mercure agissait sur la tête, de même que l'arsenic sur le sang, et le sel sur les os et les vaisseaux.

(2) Qui ne voit dans ces dernières phrases le germe de l'Homœopathie, cette doctrine thérapeutique, qui a fait la réputation de Samuel Hahneman et qui consiste à traiter les maladies à l'aide d'agents auxquels on admet la propriété de produire sur l'homme sain des symptômes analogues à ceux qu'il s'agit de combattre? L'Homœopathie avait été aussi bien *devinée* par la sagacité de Paracelse que le Magnétisme. Voici d'autres documents qui le prouvent surabondamment et que nous empruntons à M. Fauvety : « Le fondement et la colonne de la médecine, c'est d'admettre à chaque organe ce qui lui est anatomiquement semblable, dit sans cesse Paracelse... En traitant par les contraires, c'est comme si, lorsque nous demandons du pain, vous nous

Les Paracelsistes fécondèrent l'idée de leur maître :
ils élargirent la route qu'il leur avait tracée dans

---

donniez des couleuvres... C'est d'après le monde externe, dit-il, dans
un autre passage, qu'il faut composer tout l'homme. Ce qui guérit
donne la nature du mal, et quand on connaît le spécifique de l'un, on
connaît la spécificité de l'autre. Cherchez au dehors ce qui correspond
à votre mal du dedans par sa ressemblance de nature : il y a un mal
de l'arsenic, un autre de l'alun. Ne dites pas une colique venteuse, mais
une colique de musc, si c'est le musc qui la guérit. » Il n'est pas
jusqu'aux doses infinitésimales que l'on pourrait trouver dans les écrits
de Paracelse : « Souvenez vous, dit-il, que la partie médicale et active
n'est pas celle que voient nos yeux. Vingt livres d'une substance se
réduisent à une once de quintessence, qui est cependant la partie
médicinale... C'est pourquoi, moins il y a de corps, plus il y a de vertu
médicinale... Qu'y a-t-il de plus brut que de manger de la chair crue,
de se couvrir de peaux ? Il l'est autant de broyer au hasard une
foule de médicaments ensemble. Il faut savoir calciner chaque substance, la sublimer, la transformer en quelque sorte : le *sublimé* d'une
première opération n'est que de la terre, par rapport à la seconde
et ainsi de suite... »

Parmi les idées révolutionnaires de Paracelse, nous ne pouvons nous
dispenser de mentionner sa croyance à la possibilité de la transmutation
des métaux, capables de se transformer en pierres au sein de la terre.
« Non-seulement ils s'y chancissent (s c h i m m e l i g w e r d e n), et se
rouillent, mais ils se changent, à la longue, en véritables pierres. C'est
ainsi que l'on trouve beaucoup de monnaies païennes qui, de métal-
liques qu'elles étaient, sont devenues pierreuses. » Il pense que les
minéraux croissent comme les plantes, opinion qui se retrouve chez
beaucoup d'alchimistes. « Soumis à l'influence des astres et du sol,
l'arbre développe d'abord des boutons, puis des bourgeons, puis des
fleurs, et enfin des fruits. Il en est de même des minéraux. Que l'alchimiste pense bien à tout cela, car c'est là qu'il trouvera le trésor des
trésors. » « L'alchimiste, dit-il quelques pages plus loin (1), est semblable au boulanger qui change la farine et la pâte en pain. La nature
fournit la matière brute, l'étoffe première ; c'est à l'alchimiste à la

---

(1) *OEuvres de Paracelse,* éd. Huser, t. VI, p. 392, 397.

l'explication des phénomènes de la vie par le Magnétisme. En avançant de plus en plus, et en prétendant

---

façonner à sa guise. » Parfaitement : mais pourquoi les spagiristes
ne s'en sont-ils pas toujours tenus là ?

Paracelse présente la pierre philosophale comme un corps solide
d'une couleur de rubis foncé, transparent, flexible, et cependant cas-
sant comme du verre (1) : M. Cap dit que Paracelse ne s'occupa jamais
de la pierre philosophale : « Il y avait autant de désintéressement,
selon lui (2), que de sagacité à dédaigner cette chimère à une époque
où elle fascinait encore les meilleurs esprits. » Ajouterai-je qu'il ne
faut pas croire aux talismans de Paracelse, à ses différents procédés
pour faire des parfums cabalistiques, et même de l'or ? « La grande
réputation que Paracelse s'est acquise dans le monde, avons-nous lu
quelque part (3), donne beaucoup d'autorité à ce qu'il a laissé par
écrit. Il assure, comme une chose indubitable, que si l'on fait des talismans suivant la méthode qu'il en donne, ils produiront des effets qui
surprendront ceux qui en font l'expérience, et c'est ce que j'ai éprouvé
moi-même avec grande admiration, et un très-heureux succès. »

Au moyen de la magie et de l'alchimie, Paracelse conçut la pensée
de créer des êtres animés, des hommes en miniature *(homunculi)* :
il exagère grandement, comme on le voit, la puissance humaine. Rien
n'est plus curieux que le passage de ses œuvres où il parle de la création artificielle des *homunculi*. Nous copions ce qui suit dans l'édition
latine de Genève (4) : Sed nec generationis homunculorum ullo modo obli-
viscendum est. Est enim hujus rei aliqua veritas, quanquam diù in magnâ
occultatione et secreto hoc habitum sit, et non parva dubitatio, et quæstio
inter aliquos ex antiquis philosophis fuerit, an naturæ et artí possibile est
hominem gigni extra corpus muliebre et matricem naturalem. Ad hoc res-
pondeo, quod id arti spagyricæ et naturæ ullo modo repugnet, imo bene

---

(1) L. Figuier, *loc. cit.*, p. 13.

(2) P.-A. Cap, *loc. cit.*, p. 15.

(3) *Secrets merveilleux de la magie naturelle et cabalistique du Petit-Albert,
traduits sur l'original latin intitulé :* ALBERTI PARCI LUICI *(sic)* LIBELLUS DE
MIRABILIBUS NATURÆ ARCANIS ; *enrichis de figures mystérieuses avec la manière de
les faire.* Nouvelle édit., corr. et augm.; in-18, 176 pag. Lyon (Paris) : chez
les héritiers de Beringos fratres, à l'enseigne d'Agrippa. S. D. — *Cf.* Ch. Nisard,
Hist. des livres popul., t. I, p. 198, 199. (Bibl. de Caen.)

(4) Vol. II, liv. I, p. 86 : *De natura rerum.* = *Cf.* aussi Daniel Leclerc,
Hist. de la médecine,. La Haye, in-4°, ch. Isaac van der Kloot, 1729, p. 796.
(Bibl. de Caen).

donner une solution à tous les problèmes inexpliqués avant eux, ils finirent par ne plus s'y reconnaître dans

---

possibile sit. Ut autem id fiat, hoc modo procedendum est : sperma viri per se in cucurbita sigillata putrefiat summa putrefactione ventris equini per quadraginta dies, aut tandiu donec incipiat vivere et moveri ac agitari, quod facile videri potest. Post hoc tempus aliquo modo homine simile erit, ac tamen pellucidum et sine corpore. Si jam posthac quotidie arcano sanguinis humani caute et prudenter nutriatur et pascatur, et per quadraginta septimanas in perpetuo et æquabili calore ventris equini conservetur, fit inde verus et vivus infans, habens omnia membra infantis, qui ex muliere natus est, sed longe minor. Hunc nos Homunculum vocamus, et is postea eo modo diligentia et studio educandus est, donec adolescat et sapere et intelligere incipiat. Hoc jam est unum ex maximis secretis quæ Deus mortali et peccatis obnoxio homini patefecit..... Ex talibus homunculis, cum ad ætatem virilem perveniunt, fiunt gigantes, pygmæi et alii homines magne miraculosi, qui instrumenta sunt magnorum rerum, qui magnas victorias contra suos hostes obtinent et omnia secreta et abscondita noverunt : quoniam arte acquirunt suam vitam : arte acquirunt corpus, carnem, ossa et sanguinem ; arte nascuntur, quare etiam ars ipsis incorporatur et connascitur, et a nullo opus est ipsis discere, sed alii coguntur ab ipsis discere, quoniam ab arte orti sunt et existunt, ut rosa aut flos in horto, et vocantur Sylvestrium et Nympharum liberi, ob id quod ut et virtute sua non hominibus sed spiritibus similes sint.

Paracelse fut un réformateur, dans la pure acception du mot : aussi en eut-il toutes les qualités ou tous les défauts : violence, fanatisme, exaltation, verve, tout ce qu'il faut pour remuer les masses. Ses boutades sont souvent fort originales contre les médecins et la médecine de son temps ; ses ennemis, du reste, ne lui pardonnaient ni son audace, ni son orgueil, ni ses succès : alors que ses partisans, tels que Crollius, le nommaient le vrai monarque de la médecine, le roi des chimistes, etc., certains médecins l'appelaient Cacophrastus (méchant parleur), par opposition avec son prénom de Théophrastus qui le flattait beaucoup. Plein de fiel contre eux, il leur répondait plus ou moins grossièrement : « Vous, médecins de Paris, de Montpellier, d'Italie, Grecs, Sarmates, Arabes, Israélites, vous devez tous me suivre ; ce n'est pas à moi de vous suivre ; si vous ne vous ralliez pas franchement à ma bannière, vous ne serez pas dignes qu'un chien lève contre vous sa patte de derrière (1). Je serai le chef d'une nouvelle *monarchie*. Comment trouvez-vous Caco-

---

(1) Il y a dans le texte une expression beaucoup plus forte : An den nicht die Hunde seichen werden.

le sens qui avait été primitivement donné au Magnétisme, qui fut regardé depuis par ceux-ci comme la puis-

---

phraste? Il vous faudra avaler cette [Dreck (1)]. » Ailleurs : « Vous
qui, après avoir étudié Hippocrate, Galien, Avicenne, croyez tout
savoir, vous ne savez encore rien : vous voulez prescrire des médicaments et vous ignorez l'art de les préparer ! La chimie nous donne la
solution de tous les problèmes de la physiologie, de la pathologie et de
la thérapeutique ; en dehors de la chimie, vous tâtonnez dans les
ténèbres. » Dans un autre passage : « Avicenne, Galien, et vous tous,
philosophes et médecins vulgaires, s'écrie-t-il, les cordons de mes
souliers en savent plus que vous ; toutes les universités et tous les
écrivains réunis sont moins instruits que les poils de ma barbe et de
mon chignon ; moi, moi seul, je suis le vrai monarque de la médecine... Ce qui fait un médecin, ce sont les cures et non pas les empe-
reurs, les papes, les facultés, les priviléges, les académies... Quoi !
parce que je guéris le mal vénérien, qui n'épargne ni peuples, ni poten-
tats, vous me traînez dans la boue ! Vous êtes de la race des vipères,
et je ne dois attendre de vous que du venin... Imposteurs!... Si je
pouvais défendre ma tête chauve contre les mouches aussi facilement
que ma *monarchie* contre vous ! Vous ignorez même les simples ; vous
demandez à votre pharmacien : qu'est ceci ? qu'est cela?... Je ne vous
confierais pas un chien... Vous me reprochez aussi de perdre des
malades... Est-ce que je puis ramener de la mort ceux que vous avez
déjà tués, ou recoller les membres que vous avez coupés?... Quand
vous avez donné à un tel une demi-livre de vif argent, à tel autre
une livre, quand ce vif argent est dans la moelle, qu'il coule dans
les veines, qu'il adhère aux articulations, comment réparer le mal?...
Vous parlez d'anatomie, vous disséquez des pendus... Plût à Dieu que
vous vissiez des malades ! Devant le mal, vous restez comme un veau
devant un évêque... Dites, seigneurs docteurs, est-ce que l'excrétion
n'est pas canonique?... La nature entière viendra à mon secours pour
m'aider à noyer dans le lac de Pilate toute votre astronomie et les
éphémérides de vos saignées. Je veux que mes fourneaux mettent en
cendres Esculape, Avicenne et Galien, et que tous les auteurs qui leur

---

(1) Expression du texte allemand, éd. Huser : Diesen Dreck must ihr
essen.

sance unique de la nature, comme le levier qui l'aidait dans toutes ses manifestations ; pour ceux-là, il devint la nature elle-même agissante, « l'expression physique de la Divinité. »

Saluons l'aurore de cette révolution morale que la physique médicale vient de faire briller, car il y a là le souffle d'un esprit nouveau, le souffle du progrès moderne. *Esprit, c'est progrès !* a dit Hegel. « Souvent il semble s'être égaré, oublié : ne vous y trompez pas,

---

ressemblent soient consumés, jusqu'aux dernières particules, par un feu de réverbère. » Paracelse, selon la remarque de M. le Dr Hoefer, comprenait qu'il s'était attaqué aux plus rétifs et aux plus hargneux des mortels : aussi frappe-t-il d'estoc et de taille, fait-il une vraie croisade contre les médecins qui dédaignent la chimie, *docteurs à gants blancs*, comme il les appelle, qui ont peur de se salir les doigts dans les laboratoires chimiques. C'est sans doute pour se venger, qu'à peu d'exceptions près, les médecins, et à leur tête Boerhaave, G. Zimmermann (1), Shaw (2), le traitent de fou, de charlatan, d'hérésiarque aussi dangereux en fait de science, comme dit M. Cap, que Luther en matière de religion. Parmi les exceptions, citons Joyand, auteur d'un *Précis du siècle de Paracelse* (3), et qui ne se sert de ce titre que pour appeler l'attention sur des idées qui viennent de lui sans qu'il soit question de Paracelse. Citons encore M. Bordes-Pagès, qui nous a fourni beaucoup de documents par son article inséré dans la *Revue indépendante* (4) ; M. Fauvety, dont le travail, publié dans la *Revue philosophique* (5), a servi de guide et de modèle au mien ; M. H. Bouchitté, enfin, auteur d'une appréciation sur Paracelse (6), qui ne nous a offert aucune donnée neuve.

(1) P. 124 du 1er vol. de *l'Expérience*, éd. franç. de 1774.

(2) *Disc. hist.* en tête du *Dict. univ. de médecine.*

(3) *Prospectus.* — Paris, Didot jeune, 1786, in-8°. — Pièce. = *Lettre sur le siècle de Paracelse*, in-8°, ibid.

(4) Année 1847.

(5) Année 1856.

(6) Dans le *Dictionn. des sciences philosophiques.* Paris, Hachette, 1849, t. IV, p. 549-557.

il n'a fait que *rentrer chez lui*, et il va travailler assidûment, invisiblement sous la surface des choses existantes jusqu'à ce qu'il éclatera : c'est comme Hamlet qui dit à l'âme de son père défunt : *Tu as bien travaillé, brave taupe !* Une époque arrive où l'esprit de l'univers quitte son souterrain, en poussant de bas en haut l'écorce de terre qui l'avait séparé de son soleil ; alors la terre s'affaisse, l'esprit a mis les *bottes de sept lieues*, il se lève rajeuni et marche à travers les peuples, tandis qu'elle, dépourvue d'âme et d'énergie, s'écroule à jamais dans l'esprit du passé (1). »

Développons davantage notre manière de voir.

Si l'esprit humain fut arrêté dans sa marche, s'il fut entravé dans son essor, pendant l'antiquité et pendant toute la durée du moyen âge, il faut en reporter la cause à la foi que l'on ajoutait aux miracles, aussi bien qu'à l'action d'un Θεός providentiel qui intervenait directement et partout dans le monde. N'était-ce pas là faire une faute analogue à celle des Parses qui déduisaient toutes les montagnes du mont Albbordij, à celle des anciens Hellènes, chez lesquels toutes les rivières prenaient leur source dans le fleuve Okéanos ? Écoutons M. le Dr Ewerbeck : « Les dogmes de toutes les religions et les idées de toutes les métaphysiques, dit-il (2), dans l'antiquité, dans le moyen âge et dans l'époque moderne, doivent nécessairement être interprétés d'une manière humaine ; en agissant autrement, vous tomberez inévitablement soit dans les hallucinations, soit dans la fourberie. »

---

(1) Hégel, *Hist de la philosophie*, III, 691.

(2) *L'Allemagne et les Allemands*, p. 586.

Quiconque jettera un regard curieux et attentif sur
le présent et le passé, verra comme un des caractères
les plus différentiels de ces deux époques, celui qui a
trait à la croyance au miracle, « poison lent et mortel pour l'esprit scientifique, qui efface radicalement
toute ligne de démarcation entre le songe et la vérité,
entre l'absurdité et la raison..., ébranlant la base de
l'âme et la rendant malade vis-à-vis de la nature,
tandis que la croyance aux traditions lui ôte toute
sympathie pour l'histoire scientifique, qui ne peut com-
mencer que là où le mythe a cessé (1). » Le miracle est
partout dans l'antiquité et dans le polythéisme de
Grèce et de Rome, d'Egypte et de Syrie, et dans le
monothéisme juif (2). On voit tantôt les Dieux venir sur
la terre et remonter au ciel, tantôt les anges apporter
des lois ici-bas et remporter des vœux, des prières ;
ici les pythonisses rendre des oracles, là des prophètes
prédire l'avenir : des calamités publiques, des épidémies viennent-elles à fondre sur les humains, c'est une
punition divine, comme aussi les sacrifices expiatoires
sont la cessation du fléau. Les tempêtes, les vents, les
pluies sont l'œuvre des mauvais génies, des démons (3).

(1) L. Feuerbach, *Essence du Christianisme*, 1843 ; c. III, p. 142.
Trad. H. Ewerbeck.

(2) *Cf.* Alf. Maury, *loc., cit.*, p. 32, 43 et spc. p. 274. — Lamen-
nais, *Esquisse d'une philosophie*, t. III, p. 42 et *sq.*

(3) Telle est la raison qui, dans les Bibles historiées, fait représenter
au milieu des scènes de tempêtes, des dragons, symboles du diable,
soufflant des vents impétueux. (*RF. la Bible historiée manuscrite de
la Biblioth. impériale, n° 6829, fol. 5.)* — Luther lui-même croyait que
les vents n'étaient que les bons ou les mauvais esprits. *(Mém. de
Luther, trad. Michelet,* t. III, p. 172.)* — Quand Saint Nicolas calma
l'orage qui menaçait d'engloutir sa nacelle, le diable venait d'y entrer

Quand la maladie vient du ciel, les remèdes sont
sans effet, dit le livre persan de *l'Éternelle raison* (1).

---

l'épée à la main, et essayait de la faire couler, dit la légende. Cette idée a
fourni au Bordone le sujet d'un de ses plus beaux tableaux, qui représente
un pêcheur vénitien en extase devant SS. Marc, Georges et Nicolas
qui calment la tempête de l'Adriatique, en précipitant dans les flots
un vaisseau plein de démons qui l'avaient causée. — « Pluvia et venti
et quæcumque solo motû locali fiunt, possunt causari a dæmonibus »,
dit Saint Thomas-d'Aquin dans sa *Somme théologique, Pars I, quæst.* 80,
art. 2. — N'est-ce pas cette croyance qui, de nos jours encore, fait
sonner les cloches pour chasser les orages, et a donné naissance à
cette formule, employée à leur bénédiction : « que toutes les fois
qu'elle sonnera, elle chassera au loin les malignes influences des
ESPRITS tentateurs, les calamités des ouragans et les ESPRITS des tempêtes ? » = *Cf.* Martène, *De Antiq. Eccles. Ritib.* (1736, 4 vol. in-f°),
t. II, p. 83 ; lib. 2, c. 22, 23 ; et une excellente notice de M. Arago
sur le tonnerre, Ann. Bur. longitud., 1838, p. 543. = *Cf.* aussi Lud.
Lalanne, *Curiosités des trad. des mœurs et des lég.* (Paris, Paulin, in-12,
1847.) P. 12. Bibl. de Caen.

(1) *Le Livre de l'éternelle raison* ou *Djavidan Khired,* ouvrage
persan antérieur au IIᵉ siècle de l'église, dans le tome IXᵉ de la *Nouvelle série des Mém. de l'Académ. royale des inscr. et b. l.,* p. 21.
Les meilleurs remèdes ne sauraient guérir la maladie que l'homme a
contractée par les péchés de sa vie passée, dit Tsé-Tong-Ti-Kun,
[Livre des récompenses et des peines], trad. du chinois par M. Stan.
Julien, p. 502.   Interrogez, en Orient, l'arabe sur la cause du mal
qu'il ressent : C'est une maladie que m'envoie Allah ; voilà toute la
réponse que vous en obtiendrez.

        No mestre no phisicien
        Ne sont pas ceint de tel lien,
        Si ne consant saint Esperiz,
        Com est la bonne Empereriz
        Ce les occit, ce les confont
        Que nuls riens par Dieu ne font,

dit Gautier de Coinsy, dans le fabliau de *l'Empereri,* qui garda sa
chasteté par moult tentacions [*Méon. Fabliaux et Contes,* t. II, p. 78].
Le paysan de nos campagnes a encore plus de foi à la neuvaine qu'à
l'ordonnance du médecin ; il a quelquefois raison : l'imagination est le
grand médecin. (A. Maury, *loc. cit.,* p. 68-69.)

Dans Israël, ce n'étaient ni l'économie ni le travail qui créaient l'abondance, c'était l'Eternel; ce n'étaient ni la luxure ni la saleté qui donnaient naissance à l'éléphantiasis ou à la lèpre, c'était le Dieu tout puissant. Dans les conceptions du vieil Homère, c'était bien moins la vaillance des héros qui faisait leur triomphe que la main des Dieux protecteurs de leurs jours et directeurs de leurs coups. Tant de superstition, accréditée dans l'esprit public, avait moins besoin, comme le disait Lucien, le Voltaire des temps antiques (1), d'un censeur que d'un Démocrite qui rie de la folie des hommes. Préparé par une longue série d'expériences, qui ne furent jamais contredites par rien, l'âge moderne a bien vu que la crédulité officieuse, l'ignorance confiante, et l'imagination enthousiaste et aveugle étaient la source des faits merveilleux. Quelque recherche qu'on ait faite, jamais un miracle ne s'est produit là où il pouvait être observé et constaté. Jamais, dans les amphithéâtres d'anatomie, et sous les yeux des médecins, un mort ne s'est relevé et ne leur a montré, par sa seule apparition, que la vie ne tient pas à cette intégrité des organes qui, d'après leurs recherches, fait le nœud de toute existence animale, et qu'elle peut encore se manifester avec un cerveau détruit, un poumon incapable de respirer, un cœur inhabile à battre. Jamais, dans les plaines de l'air, aux yeux des physiciens, un corps pesant ne s'est élevé contre les lois de la pesanteur, prouvant par là que les propriétés des corps sont susceptibles de suspensions temporaires, qu'une intervention surna-

---

(1) Lucien, *Des Sacrifices*. Trad. E. Talbot. Paris, Hachette, 1856.

turelle peut rendre le feu sans chaleur, la pierre sans pesanteur, et le nuage orageux sans électricité. Jamais, dans les espaces intercosmiques, aux yeux des astronomes, la terre ne s'est arrêtée dans sa révolution diurne, ni le soleil n'a reculé vers son lever, ni l'ombre du cadran n'a manqué de suivre l'astre dont elle marque les pas; et les calculs d'éclipses, toujours établis longtemps à l'avance et toujours vérifiés, témoignent qu'en effet rien de pareil ne se passe dans les relations des planètes et de leur soleil. Ainsi a parlé l'expérience perpétuelle (1).

Si nous parcourons du regard les populations humaines qui se partagent présentement la surface terrestre, nous voyons des monothéistes (chrétiens, musulmans et juifs), des zoroastriens (les guèbres), des boud-

_____

(1) Ces belles considérations appartiennent à M. Littré; elles sont tirées, et de la traduction de la *Vie de Jésus*, éd. de 1856 (p. v-vi, p. xvii-xviii de la préface); et de l'introd. au livre de E. Salverte, *Des Sciences occultes ou Essai sur la magie, les prodiges et les miracles*, 3ᵉ édition. (Paris, J.-B. Baillière, 1856, p. xiv, xxvi, xxviii); et du *National*, 25 et 26 novembre 1844, 10 septembre 1849, 27 janvier 1851.

Que, sur les sommets du Brockèn ou du Pambamarca, un phénomène de diffraction (1) nous offre, sur un nuage, l'ombre amplifiée et lumineuse d'un spectateur placé sur un point culminant voisin, la netteté des contours de l'image, les franges colorées et resplendissantes qui l'entourent, les auréoles variées des belles couleurs de l'iris qui l'environnent de toutes parts et qui donnent à l'observateur le spectacle d'une apothéose, tout cet ensemble de phénomènes s'explique par les lois de la physique; mais si, faisant un pas rétrograde de dix-huit siècles, l'on se reporte sur les cimes du Thabor, cette image sera Jésus lui-même transfiguré devant les regards ébahis de ses apôtres.

_____

(1) Bouguer fut témoin de ce phénomène en 1744, sur le sommet du mont Pambamarca. L'illustre voyageur Hane l'observa en 1794 sur le Brockèn dans le Hartz. — Voy. A. Maury, *loc. cit.*, p. 244-245.

dhistes innombrables en Asie, des polythéistes dans
l'Inde brahmanique, et des fétichistes qui couvrent la
plus grande partie de l'Afrique et de l'Océanie. Trans-
portons-nous, par la pensée, à dix-huit siècles en arrière,
au moment où la République romaine s'abîmait pour
faire place à l'Empire; alors il n'y avait ni musulmans, ni chrétiens; le nombre des polythéistes était
infiniment plus grand puisqu'il comprenait tout ce qui,
se plaçant aujourd'hui sous l'invocation de Jésus et de
Mahomet, n'était pas encore venu à la lumière. A côté
du polythéisme, florissaient le judaïsme, le magisme
de Zoroastre et le bouddhisme; et sans aucun doute
aussi, de plus nombreuses populations fétichiques occu-
paient les espaces laissés vacants par celles qui faisaient
alors l'élite des nations. Un pas de plus vers le passé,
un pas de sept siècles, et le magisme ainsi que le
bouddhisme ne sont pas encore; le polythéisme appa-
raît plus étendu dans le monde; son domaine, que le
progrès des religions a toujours tendu à rétrécir, s'élargit
à mesure que l'on pénètre dans une plus profonde antiquité. Et, en effet, il vient un temps dans ce voyage
rétrograde vers les âges primitifs, il vient un temps
où il n'est plus question du judaïsme lui-même. Treize
siècles avant l'ère chrétienne, si l'on compte de Moïse,
ou dix-neuf si l'on compte d'Abraham, et le culte de
Jéhovah est à venir: alors, tout est polythéisme ou
fétichisme; ces deux grandes adorations se partagent
le monde entier. Enfin, si l'on considère que, actuellement, le fétichisme est le propre des populations les
plus sauvages, si l'on se rappelle toutes les traces qu'il
a laissées dans le polythéisme, on ne doutera pas qu'il
n'ait été le premier degré dans l'essor religieux de
l'humanité, celui par lequel on monte au culte de ces

divinités splendides et merveilleuses, ornement du ciel égyptien et de l'Olympe hellénique.

Il n'y a donc pas lieu d'équivoquer davantage. Dans ces temps où le miracle et le surnaturel volait, ce semble, porté sur des ailes, aucun embarras ne surgissait dans les esprits, aucune contradiction implicite ne s'y glissait pour expliquer ce qui n'était pas selon l'ordre habituel. Rien n'est dérangé dans l'harmonie de l'univers pour un fait considéré comme miraculeux ou divin ; seulement les volontés supérieures, au lieu de commander d'une façon, commandent de l'autre. Il n'était que faire à l'histoire du passé, à la prévision de l'avenir de s'offrir boiteuses et trébuchantes devant la conscience contemporaine : des puissances surhumaines peuplaient l'univers et y exerçaient, quoique invisibles, une perpétuelle intervention, intervention qui avait pour elle le mystère qui l'entourait, le trouble qu'elle jetait, la curiosité qu'elle excitait, la passion qu'elle soulevait !

Est-ce à nous, pour qui la source de l'ancien miracle est tarie, qui n'avons point peur que le toît de l'édifice ébranlé ne s'effondre pour nous écraser, et qui n'avons d'autre admiration que pour les merveilles de la raison et de la justice, de l'intelligence et du courage, est-ce à nous que l'on persuadera que les hommes auraient pu songer à découvrir les causes de la foudre, tant qu'ils auraient cru que le bras de Jupiter en était armé pour la lancer à son gré ? L'idée du paratonnerre serait-elle entrée dans l'esprit de Francklin s'il s'était représenté le carreau vengeur aux mains d'un Dieu omnipotent ? Maintenant que sont connues les lois de l'électricité, dans ces circonstances où nos aïeux tremblants imploraient Jupiter, et plus tard un autre Dieu, nous reposerions-nous, sans seulement y prendre garde, sur le

fer et le platine savamment disposés ; et, terreur d'un
autre âge, domptée aujourd'hui, la foudre docile se per-
derait-elle, impuissante, à l'endroit assigné (1)? N. Copernic
aurait-il, après maintes hésitations, publié son livre *De
Revolutionibus orbium cœlestium* (2), et osé proclamer
satellite du soleil la terre, que Ptolémée croyait immobile et autour de laquelle l'astre qui nous éclaire décri-
vait sa révolution, s'il avait cru qu'une main volontaire
et toute puissante présidait à sa rotation ? Le ciel serait-il,
enfin, ce qu'il est aujourd'hui, pour l'homme moderne,
autre chose qu'un espace illimité où se meuvent notre
soleil avec ses planètes, et plus loin, dans une pers-
pective infinie, un nombre infini d'astres radieux, déco-
ration de la nuit ? Un espace illimité où règne un froid
glacial au moins égal à celui de nos pôles ? Un espace
illimité, sillonné à jamais par les rayons lumineux, seule
révélation, pour nos faibles yeux, de tant de globes qui
accomplissent éternellement leur révolution silencieuse ?
Un espace illimité, enfin, parcouru par des masses flot-
tantes de petits corps solides qui, sous le nom d'étoiles
filantes, viennent tomber incessamment en pluie sur
notre planète ?

Comment la raison se serait-elle développée avec la
croyance au miracle, quand la cause première ne pouvait échapper et intervenait toujours, quand « on imagi-
nait des esprits, des causes occultes, des agents inexpli-
cables, ou plutôt des mots bien plus obscurs que les

---

(1) C. de Blignières, *Exposition abrégée et populaire de la philosophie et de la religion positives.* Paris, Chamerot, 1857, in-12,
p. 203; et les Ch. 2, 3, 4, 5 de la 2ᵉ partie (p. 94-p. 236).

(2) *Nuremberg*, 1543. Voir sa biographie par P. Gassendi.

choses qu'ils s'efforçaient d'expliquer ? (1) » Aussi est-ce
bien en vain que dans la nation juive, par exemple,
on pourrait découvrir une conception qui doive lui
être reportée. Tout au plus lui doit-on faire honneur
de cette méthode de nous avoir montré les hommes
passivement soumis à une volonté supérieure et toute
puissante, et d'avoir écrit dans ses annales que les
faits prennent naissance sous une injonction fortuite,
« méthode fataliste, anti-humaine et anti-progressive,
qui a inspiré à Bossuet son dangereux chef-d'œuvre, (2)
et qui, grâce à lui, s'est perpétuée jusqu'à nos jours
dans la tradition classique. » L'auteur du *Discours sur
l'histoire universelle* développe la succession et la filia-

(1) *Le bon sens du curé J. Meslier, suivi de son testament.* Paris,
Guillaumin, 1830, in-12, ch. CIV, p. 137.

(2) La consécration de semblables tendances ne pourrait-elle pas
entrer en ligne de compte dans l'appréciation philosophique que font
les diplomates qui, de nos jours, se préoccupent avec tant de soin et
de zèle de la situation de l'Italie ? Qu'on pardonne à notre jeunesse cette
élucubration politique, si nous osons dire tout haut ce que d'autres
pensent tout bas. L'Italie doit surtout abandonner les illusions puériles,
les rêves de je ne sais quelle restauration d'une royauté impossible
dont on a flatté son espérance aux dépens de sa dignité. Le peuple-roi
désormais c'est l'humanité. Ne lui dites donc pas: « *Italiani ricordatevi
che siete nati principi,* » car elle s'est trop longtemps contentée de
cette vaine consolation et de cette chimérique gloire. Mais dites-lui :
« Italie, souviens-toi que tu es esclave. » « *Memento quia pulvis es.* »
Sa résurrection est à ce prix. [P. Lanfrey, *l'Eglise et les Philosophes
au XVIII° Siècle.* Paris, V°° Lecou ; — N. Roussel, *les Nations Catho-
liques et les Nations Protestantes comparées sous le triple rapport du
bien-être, des lumières et de la moralité,* 2 vol. in-8°. Paris, Meyrueis,
1854. Pag. 175-289 du 2° vol. Bibl. de Caen. Cet ouvrage est une réponse triomphante au livre du prêtre espagnol Balmès, aussi bien que
la destruction des théories exclusivistes émises en ces derniers temps par
un écrivain d'une orthodoxie immense M. Nicolas, de Bordeaux.]

tion des événements de l'histoire ancienne, se succédant progressivement en vue de l'apparition du Messie et aboutissant finalement à la suprématie de la religion chrétienne. Mais quand, au commencement du xvie siècle, arrive la décomposition de la civilisation catholico-féodale, ou les hommes travaillèrent sciemment à abattre ce grand corps pour lequel s'étaient élevées les magnifiques cathédrales dont l'Europe est encore couverte; quand la lutte de l'hérésie éclata, et, étouffée dans des flots de sang, montra à quel prix s'achetait la convergence des esprits; quand, enfin a lieu la scission de la moitié de l'Europe, et la continuation du protestantisme jusqu'au socinianisme, alors ce puissant esprit fait halte, cette vaste intelligence s'arrête, ne pouvant plus rendre compte de cet écart qu'il qualifie de folie, et ne sait que prévoir, à certaines manifestations, la rentrée dans l'ancien bercail du troupeau qui s'est spontanément enfui, et dont on peut attendre encore aujourd'hui le retour.

Le christianisme, découlant d'une source toute divine, pouvait-il ne pas avoir pour base la croyance aux miracles? « Une fois maître du monde, le triomphe d'une secte plutôt que de l'autre, n'était pas utile au bien de l'humanité. Toutes les sectes chrétiennes avaient les mêmes grands principes de morale (1). » Tant qu'il règne, le doigt de Dieu est partout. S'il imposa silence aux oracles des païens, il n'arrêta point les progrès de la magie. « On n'a jamais fait tant de lois contre les sorciers et elles n'ont jamais été plus nécessaires que depuis que le nom chrétien a été connu, et il faut même avouer que la nouvelle magie contient des abo-

---

(1) De Potter *Histoire des conciles*, t. II.

minations dont les païens ne parlent pas (1). » La théologie absorbe et efface toutes les sciences. C'est le diable,
« inventé pour justifier la divinité du soupçon de ma-
lice (2), » qui exploite les sciences physiques, astrono-
miques et chimiques au bon gré des sorciers. « La
sorcellerie fut une longue hallucination qui, pendant
plusieurs siècles, affligea l'humanité (3). » On ne songe

---

(1) Bayle, *Réponse aux questions d'un provincial.* — Alex. Erdan,
la France mystique, 2 vol. in-8°. Paris, Coulon-Pineau, t. I, p. 133.
Est-il besoin de rappeler ici les hideuses inepties, les forfaits épou-
vantables, les horreurs du sabbat? Et le balai que portaient les sorcières
et les vieilles magiciennes aux assises infernales! Et cet affreux composé
de crocodile, de requin et de crapaud, moins digne assurément que le
dieu des enfers des temps antiques, ce grotesque Pluton chrétien, avec
sa queue et sa fourche, commandant des escadrons de diablotins noirs
avec sa démarche cynique et son signal immonde :

Et egli avea del cul fatto trombetta,

a dit Dante!

(2) *Le bon sens du curé J. Meslier, suivi de son testament.* Paris,
Guillaumin, 1830, in-12. C. LXXV, p. 95.

(3) E. Littré, *Revue des Deux-Mondes,* t. 21, nouv. sér ; p. 232.
[Des grandes épidémies] = *Cf.* aussi Dubois (d'Amiens), *Hist. philos.
de l'hypochondrie et de l'hyst.,* p. 139. — Ch. Louandre, *Revue des
Deux-Mondes,* t. XXXI, 15 août 1842, p. 595. — A. Maury, *loc.
cit.,* p. 253, 254 et *sv.*
Saint-Augustin croit débonnairement à l'existence des dieux cham-
pêtres Pans, Faunes et Sylvains des nations polythéistes. Il les décrit
comme très-amoureux de nos femmes, auxquelles ils ne cessent de faire
la sale opération (*hanc immunditiam,* dit-il), dont les Gaulois char-
geaient leurs Druses et que la sorcellerie moderne attribue aux incubes.
Il ajoute que ce qu'il en dit est d'après des témoins oculaires, ou
pour le moins auriculaires, dignes de toute croyance, et dont il faudrait
être plus qu'impudent pour contester la véracité *(ut hoc negare impu-
dentiæ videatur).* Cet illustre coryphée du doctorat est fanatique de

plus à la médecine ni au droit : celui-ci n'est plus que
le jugement de Dieu lui-même se traduisant par les
épreuves du fer rouge, de l'eau, du feu ; celle-là consiste à toucher la robe des saints ou leurs reliques.
Tout le monde croit aux songes, aux visions, aux envoûtements, aux enchantements (1), aux sortiléges, aux
maléfices (2), aux possessions (3). Il n'y a plus de sociologie : c'est la légende dorée qui la remplace. « Tout
suinte le démon, a dit M. Erdan (4). La chauve-souris
infernale étend ses ailes d'un bout à l'autre de la chré-
tienté, et maintient partout je ne sais quelle moite
obscurité qui saisit le corps et effraie l'esprit. Le diable
a partagé l'empire avec Dieu, et à peu de chose près,

sorcellerie : il raconte (1) que, de son temps, il y avait des femmes dans
les Alpes qui, en faisant manger certains fromages aux paysans, les
changeaient en bêtes, et les obligeaient à porter leurs propres fardeaux.
Ailleurs (2), les démons créent des serpents et des grenouilles à a voix
du maléficiateur : « Les mauvais anges, ayant une extrême subtilité
pour reconnaître les substances élémentaires des choses, savent avec
quoi se font les serpents et les grenouilles, et à de certaines époques
favorables, par des moyens occultes, ils en font naître. »

(1) Voir l'ouvrage rare et singulier de Séb. Michaëlis, *la Pneuma-
logie* ou *Discours des esprits*. Paris, 1614, in-8°.

(2) Voir l'ouvrage du bon, respectable et plein de modestie M. T. Dinocourt,
les Camisards, 4 vol. in-12. Paris.

(3) Callidius Chrysopolitanus (Cornelius Loos), protestant contre les
procès de sortilège, écrit : « C'est une boucherie de sang innocent et
une nouvelle chimie qui convertit en or et en argent le sang
humain ! » faisant allusion aux *monitoires* qui promettaient les biens
ou la place des dénonciateurs, heureux de profiter des dispositions du
siècle pour s'enrichir (3).

(4) Erdan, *la France mystique*, t. I, p. 141-142.

(1) *Cité de Dieu*, liv. xviii, c. 17 et 18.
(2) *De Trinitate*, liv. ix.
(3) Erdan, *la France mystique*, t. I, p. 166.

il est de moitié avec lui dans les préoccupations religieuses de l'époque. Dans les églises, c'est lui qui supporte les corniches, les architraves et les voûtes (1). L'enseignement dogmatique est rempli de son nom. La légende de la tentation de Saint-Antoine est la pâture quotidienne des intelligences... *L'Echelle de Cassien*, un des plus grands livres mystiques, est une mine de diableries. Un ouvrage qu'on lit encore à l'heure où j'écris, dans toutes les communautés, dans tous les séminaires, le *Traité de la perfection chrétienne, par le révérend père Rodriguez, de la compagnie de Jésus*, raconte à tout moment des histoires d'un acabit véritablement désopilant. En voici une, par exemple : Ce sont de bons religieux qui ont envie de bailler à matines. Le père abbé s'en fâche, et un jour, savez-vous ce que voit le père abbé ? Il voit un diable sur le visage d'un des plus jeunes moines ; que dis-je, un diable ? Il voit deux diables : l'un de ces affreux petits négrillons lui tire le nez, pendant que l'autre lui tire le menton ; et voilà pourquoi précisément ce jeune moine a baillé ! (2) »

---

(1) Gilbert, *Descript. hist. de la basiliq. métrop. de Paris*, p. 60. — Laborde, *Monum. de la France*, t. II ; planches 124, 164, 172, 191, 196 ; p. 2, 17, 19, 26, 28. — Millin, *Voy. dans le midi de la France*, t. III, p. 587 et *sq.* — Mérimée, *Notes d'un voyage dans l'ouest de la France*, p. 61. — Notre illustre et savant archéologue normand, M. Arcisse de Caumont, *Bull. monum.*, t. I, [sur un chapiteau de l'église de Chavigny] : t. VI, p. 345. — J.-S. Cotman, *Architectural antiquities of Normandy*, t. II, p. 87, in-f°. — *Voyage pitt. en Bourgogne, Saône-et-Loire*, p. 11 (in-f°, Dijon, 1835 ; *Bull. du Com. des arts et des monum.*, 11e n°, p. 257. — M. Le Prévost, dans *Mémoires des Ant. de Normandie*. Passim.

(2) Consultez Alf. Maury, *loc. cit.*, p. 82. — Et aussi Traditions allemandes, *rec. et pub. par les frères Grimm, trad. par M. Theil.* Paris, A. Levavasseur, 2 vol. in-8°, 1838. [Bibl. de Caen.]

Les ténèbres heureusement viennent avec le temps à se dissiper. En même temps que l'analyse philosophique, que l'esprit d'examen frappent à la tête une foule des idées de l'orthodoxie chrétienne, discutent le dogme lui-même, et ne sauvegardent que sa morale, d'une si haute et si sublime conception, mais où ils n'y veulent voir qu'un produit intellectuel de la raison humaine ; en même temps que Luther ébranle l'église dans ses fondements et que Calvin efface de la liste des saints quantité de vertueux personnages auxquels il conteste la puissance de faire des mira-cles (1); en même temps, enfin, que la théologie tourne et retourne en tous sens les textes évangéliques pour pénétrer plus avant dans les éléments de la foi, LA MÉDECINE, de son côté, soumettait la nature à son tribunal pour approfondir ses lois. Alors apparut *Paracelse*. Ses invec-

---

(1) On sait que les miracles étaient une des conditions de la cano-nisation, témoin cette phrase habituelle des bulles des pontifes, qui annonçaient la mise dans le calendrier d'un nouveau saint : « Quatenùs de virtute morum et veritate signorum, operibus videlicet et miraculis inquiratis sollicite veritatem. » *Cf.* Olderic. Reynaldi *Annales ecclesiast.*, t. I, p. 589 et passim. — Nous nous permettons de faire remarquer ici que les preuves testimoniales, que le témoignage ne suffisent pas pour attester les fables monstrueuses de la vie des saints : par exemple, quel esprit raisonnable pourrait admettre, quoique *confirmées par les preuves les plus authentiques*, les drôleries qui se trouvent consi-gnées dans un petit livre intitulé : *Vie de Saint Ovide*, *martyr*, par le P. Médard, in-12, 1667. [coté Bibl. roy., in-8°, II, 2388.]? Nous n'ignorons pas que si, même en 1826, le miracle de *Migné* fut attesté par trois Évêques, le Clergé ne fut cependant pas toujours fanatique de miracles ! L'on sait que des Évêques ont commandé à de SS. Prêtres thaumaturges de reposer en paix. Témoin S^t. Hildulfe enjoignant au corps de S^t. Spinule de rester tranquille : les reliques obéirent à l'ordre épiscopal. *Rf.* L. Lalanne, *loc. cit.*, p. 142-143 ; J.-B. Thiers, *Dissert. sur la Sainte Larme de Vendôme*, (Amsterd., 1751, in-12.) T. I, p. 57.

tives, ses attaques, sa critique contre les vieux dogmes
furent aussi passionnées, aussi profondes, aussi radicales
que celles de Luther contre le pape et l'église romaine (1).
Avec son Magnétisme universel introduit dans le microcosme, il fournissait à la raison humaine l'explication
des phénomènes divers de la vie organique, et, partant,
celle des propriétés des corps dues à des lois naturelles
inhérentes à ces corps eux-mêmes : c'est ainsi que plus tard
les mouvements des corps planétaires s'expliquèrent par
l'attraction newtonienne, aussi hypothétique, à ce qu'il
paraît, que le Magnétisme de Paracelse. Aussi la raison
humaine est-elle redevable envers Paracelse d'un immense
service qu'il lui a rendu. Dès lors, en effet, les miracles
s'offrirent de plus en plus rares, puisqu'il avait fourni une
explication satisfaisante à tout, et qu'on voyait le Magnétisme partout où naguère se voyaient le doigt divin ou
la griffe satanique : le fluide magnétique expliqua les
cures qu'opéraient les saints ou leurs reliques, permit
de se rendre compte de la sympathie et de l'antipathie, donna l'étiologie de l'hémorrhagie que l'on croyait se
manifester à l'approche du meurtrier, et que l'on attri-
buait à la volonté de Dieu, réhabilita l'usage d'une
foule de remèdes qui étaient bannis de la matière
médicale tant qu'on leur supposait un mode d'action
magique.

Cessons donc de blâmer Paracelse et les Spagiristes de
leurs hypothèses que, penseurs, ils avaient droit de
proposer, et leurs systèmes, qu'investigateurs, ils avaient
raison de créer. On pourrait seulement leur adresser le
reproche de ne s'en être pas tenus, armés de la torche

---

(1) Lisez les *Propos de table* de Luther, dans l'édition de ses œuvres
par Walsch, Halle, 1737-53, 24 vol. in-4°.

et du marteau, à détruire et brûler le brillant édifice de l'erreur, de ne pas s'être défiés des théories que l'expérience n'avait pas constatées, et d'avoir voulu élever sur des fondements, encore mal assurés par le temps, le monument de la science véritable. A tout bout de compte tout ceci revient à dire qu'ils auraient dû introduire dans la science la méthode expérimentale. Ils n'ont pu s'en servir, puisqu'elle n'était pas encore venue à la lumière. Il fallait que le souffle philosophique des *douteurs*, des *esprits-forts*, des *impies* dans le sens vulgaire du mot, vint déblayer entièrement le terrain et rejeter tout surnaturalisme. Il fallait qu'elle fût nettement établie cette distinction des sciences et des arts, notion décisive et récente (1), pour servir de fanal aux événements généraux de la sociologie, pour éliminer les hypothèses arbitraires, et, en place, créer « quelque chose de réel, comme doit être l'évolution effective du genre humain. » Dans l'art de guérir, par exemple, s'il est vrai que la découverte des moyens curatifs précède l'appréciation de leur raison d'être, le désir irréfléchi de vouloir tout expliquer aurait-il amené ce résultat mieux que le hasard, souvent notre meilleur auxiliaire? Les préparations sulfureuses ne guérissaient-elles pas la gale avant de savoir que le scabies est constitué par un sarcopte? Le turbith minéral ne guérissait-il pas bien des herpès avant de savoir qu'un trichophyton est la cause de ces dermatoses? La synthèse du venin des ophidiens est-elle connue de ceux qui, au Brésil, guérissent la lèpre par ce remède? La cause virtuelle du virus de certains batraciens est-elle connue de ces empi-

---

(1) *Cf.* Littré, *Introd. du livre d'E. Salverte* (Sc. occultes), p. XIV et sq.

riques de nos campagnes qui souvent soulagent et guérissent parfois le cancer par les applications de ce produit physiologique? Les raisons bienfaisantes du quinquina sont-elles encore aujourd'hui formulées?

Pour en revenir aux Spagiristes, l'évolution, et, si je puis parler ainsi, le dévidement perpétuel auquel est soumise la sociologie n'était pas assez avancé pour offrir ce point d'appui que demandait Archimède pour soulever le monde : bien qu'imbus d'un révolutionnaire mysticisme, ils n'étaient pas encore à même de saisir que SAVOIR EST ENNEMI DE CROIRE.

Si, ne tenant plus compte des tendances heureuses qu'exerça l'hypothèse du Magnétisme sur la marche de l'esprit humain, nous envisageons maintenant les applications qu'en put retirer la médecine, nous n'avons plus à enregistrer que de vains essais, la plupart du temps entourés de mystère et de jongleries, et dont la première idée, apparaissant avec la MÉDECINE SYMPATHIQUE et la TRANSPLANTATION DES MALADIES, vint disparaître, en 1776, dans les baquets de Mesmer et sur sa canne merveilleuse. Reportons toute notre pensée sur une seule face de la question : l'espérance, l'idée de calmer la douleur, dont la médecine ancienne dut se préoccuper, pour ainsi dire, au chevet du premier malade (1).

---

(1) Quelle que soit la profondeur des découvertes modernes, une critique sévère peut en retrouver l'origine dans les temps reculés; on en suit, pour ainsi dire, la généalogie jusqu'au jour où elles éclosent dans toute leur splendeur, avec toute leur utilité pratique. Aujourd'hui

Mais, entre l'idée et l'application, quel immense inter-
valle! Si le Magnétisme animal était une science régu-

---

même, l'on sait bien que l'HYPNOTISME, — qui en ce moment occupe
tant d'esprits, — était autrefois connu. Il paraît qu'il s'en retrouve
de vieilles données chez les Souphis de la Perse (1). J'ai moi-même lu
la conception de ce phénomène dans l'*Oupnek'hat* (2), rituel magique
des Brahmes, et un des plus curieux trésors de la goétie. M. le Dr Guerry
envoyait tout récemment à l'Institut *(Gaz. des hôpit.*, n° 11, 1860),
une note relative à la pratique de l'hypnotisme mentionné par le
savant jésuite allemand Kircher, le premier qui étudia la langue copte
en Europe.

En quête de renseignements bibliographiques (3) pour lesquels j'avais recours
à son amicale et si profonde obligeance, l'honorable D^r Ch. Londe, de l'Académie
de médecine et ex-bibliothécaire au palais du Luxembourg, me répondait
(25 janvier 1860) : «... ces livres, qui révèlent les origines de beaucoup de pratiques données comme nouvelles, nous montrent quels secrets dorment dans les
tombeaux des nations et avec quelle légèreté nous nous prononçons souvent
lorsque, sans prendre la peine d'évoquer les souvenirs du passé, nous nous
applaudissons orgueilleusement de nos lumières et de nos progrès..... C'est
ainsi que les propriétés reconnues de certaines excroissances spongieuses (qui
de chêne, noix de galle) faisaient recueillir par Paracelse l'usnée sur le crâne
des pendus..... »

Est-ce un acte d'impiété de vouloir considérer comme le premier
inventeur de l'anesthésie Dieu lui-même enlevant, sans douleurs, à
Adam endormi, la côte dont il fit la femme ? « Notandum Adam pro-
fondo sopore fuisse demersum, ne ablationis costæ dolorem sentiret, »
répondait toujours M. le prof. Simpson, d'Edimbourg (4), à MM. les

---

(1) Voy. A. Tholuck, *Sufismus sive Theosophia Persarum veterum pan-
theistica.* 1821, in-8°.

(2) **Oupnek'hat** (l. e. secretum legendum), opus ipsâ in Indiâ rarissimum, cont. antiquam
et arcanam, seu theologicam et philosophicam doctrinam e quatuor sacris Indorum
libris, Rak Beid, Djedhr Beid, Sam Beid, Athrban Beid, excerptam ; e persico idiomate,
Samskreticis vocabulis intermixto, in latinum conversum, dissert. et annot. difficiliora
loca explanantibus illustratum. = *L'Oupnek'hat a été trad. en 2 volumes in-4°.
Paris, 1804, par M. Anquetil.*

(3) *Je m'occupe depuis longtemps déjà de rassembler des matériaux pour
un travail assez considérable sur les Mystagogues de ce temps et la Mysta-
gogie contemporaine.*

(4) Simpson, *Answers to some alleged objections to the superinduction of
anesthesia in labour.* — Voir le ch. spécial consacré à la discussion des objections religieuses faites à sa pratique.

lière, accessible à tout le monde, nul doute qu'il ne fournit à notre art la réalisation la plus complète de l'anesthésie opératoire. En effet, qui ne sait qu'on peut endormir un sujet et le laisser dans cet état plusieurs heures, plusieurs jours même sans qu'il souffre, sans qu'il y ait danger pour lui? Par malheur, le Magnétisme n'est point une science, il n'a pas d'axiomes : il ne fait

---

Révérends de l'église anglicane. Ce fait de l'assoupissement dans lequel Adam fut plongé est accepté par tous les commentateurs de la Bible; mais quelques-uns interprètent en disant qu'il dut à son état d'innocence de ne pas ressentir la moindre souffrance. Suivant plusieurs rabis, le sommeil d'Adam était un sommeil ordinaire, et nullement un sommeil léthargique : mais le mot תרדמה signifie profond assoupissement, et sa racine רדם exprime l'idée de léthargie. Nous nous permettons aussi de faire la remarque que, malgré la perte de sensibilité chez Adam, il ne perdit pas la conscience de ce qui se passait chez lui, puisqu'il reconnut, immédiatement après l'opération, qu'Eve était une partie de sa chair et de ses os. Nos maîtres, qui manient le plus le chloroforme, nous ont appris, et nous avons pu observer, que des malades chloroformisés perdaient la sensibilité sans perdre la perception de l'opération à laquelle ils étaient soumis. Cette opinion, que j'ai exposée, est celle d'Isaac Abarbanel, célèbre rabi, qui fut ministre d'Alphonse V, roi de Portugal, et qui mourut à Venise en 1508, en nous laissant un *Commentaire sur l'Ancien Testament.* C'était primitivement celle du fameux troubadour et cabaliste Don *Mose* (Rabi *Santo*), fils de Nahum, qui vécut en Aragon, au XIVᵉ siècle, et, d'après l'opinion de M. Francis Douce, l'auteur du premier monument authentique où la *Danse des morts,* se trouve entièrement formée. (*Cf.* Nisard, *Hist. des liv. popul., loc. cit.,* t. II, p. 297.)

Tous les Rabis se sont livrés à de grandes discussions sur le sujet qui nous occupe. Bornons-nous à signaler l'idée avancée par quelques Talmudistes que, dans l'origine, Adam était un *ens duplex,* en même temps mâle et femelle, uni par un lien facile à rompre, si facile qu'il avait suffi d'une opération insignifiante et indolore. Inutile de nous livrer ici à des commentaires sur cette difficulté délicate et insoluble.

perdre la sensibilité qu'à un petit nombre de sujets. Quand les femmes nerveuses croient ressentir des frémissements, de la chaleur ou des picotements, les esprits calmes et philosophiques n'éprouvent rien du tout. Jusqu'à présent, le Magnétisme, sans lois, sans corollaires qui permettent d'agir avec régularité, est un état en dehors des lois de la nature, un état extra-naturel et non point naturel, encore moins un état surnaturel, comme le croient certaines personnes. « Si le Magnétisme existe, a dit M. le docteur Ozanam (1), c'est comme une manifestation irrégulière de la vie. »

La médecine sympathique peut être considérée comme la première donnée *pratique* du Magnétisme médical. Sa matière médicale se composait de l'onguent *des armes* (UNGUENTUM ARMARIUM), dont Paracelse lui-même composa la formule, et plus tard de l'onguent *vulnéraire*. Ils étaient fabriqués au moyen des substances les plus étranges, par exemple : l'usnée ou mousse du crâne humain, de la graisse d'une femelle d'ours tuée pendant le travail de la parturition, du miel, de la graisse de taureau, le bol d'Arménie, de l'huile, du sang, et avant tout *la mumie*. Les propriétés de l'onguent armaire consistaient à guérir les plaies les plus graves par le frottement pur et simple de cet onguent sur l'arme, cause de la blessure : la vertu de l'onguent vulnéraire se manifestait en le touchant avec le sang du blessé, sans se préoccuper de la distance qui séparait le médecin du malade. Ne serait-il point possible de découvrir dans ces idées absurdes, ridicules au premier chef, quelque raison d'être et de trouver de l'or pur, selon le langage de Paracelse, mêlé à la terre et aux plus infimes ordures ?

---

(1) *Des Anesthésies en général,* dans *les travaux de la Société des Sc. méd. de la Moselle,* année 1857, p. 203.

« Otez, disait Paracelse, l'imagination et la confiance, vous n'obtiendrez rien, absolument rien..... mais que l'objet de votre foi soit réel ou imaginaire, vous n'en obtiendrez pas moins les mêmes effets, et c'est là la cause de la superstition. » Imbu de ce principe, et exigeant de l'imagination un immense secours pour guérir, Paracelse n'aurait-il pas pu calculer par avance le mélange de substances d'autant plus singulières dans leur choix qu'elles devaient, dès-lors, mieux agir sur l'esprit confiant du malade ?

En réfléchissant sur la pratique médicale de Paracelse, qui ne se lasse point de protester contre l'emploi des emplâtres et des onguents de Galien et des Arabistes, qui s'écrie en plusieurs passages de ses écrits : « Armez la nature au moyen des arcanes, ensuite elle se défendra elle-même ; » — en lisant l'instruction pour l'usage de l'onguent armaire que nous a léguée Bacon et où il est ordonné : « de nettoyer soigneusement la plaie soit avec du vin blanc, soit avec l'urine du blessé; puis de la bander à l'aide d'un linge fin qu'on laissera dessus jusqu'à parfaite guérison (1), » — ne peut-on point se demander si Paracelse, recommandant de frotter l'arme meurtrière ou un linge imbibé du sang du blessé, n'avait pas pour but d'empêcher de soigner les plaies avec des topiques appliqués à l'extérieur, *la nature devant se guérir de l'intérieur ?*

Une troisième conjecture, qui ne nous semble pas dénuée de fondement, peut s'exprimer par le but qu'avaient eu les Spagiristes de cacher les vrais procédés magnétiques. Cette hypothèse se confirme par les réticences nombreuses qui se trouvent dans leurs livres, telle la phrase du *Paramirum* où Paracelse, prêt à expliquer la

(1) *Sylva Sylvarum*, § 993.

vertu curative de la *mumie*, ne veut en dire davantage et s'exprime ainsi : « Mais il est des secrets qu'il faut réserver pour les siens et qu'il n'est pas convenable de livrer au public. (1) »

Après tout, ce qu'il est facile d'affirmer, c'est la vogue dont ont joui les onguents armaire et sympathique, pendant les xvie et xviie siècles.

Dès le début, les médecins s'étaient rangés sous deux bannières : il y avait les enthousiastes des onguents, qui repoussaient le surnaturalisme, montrant toujours la tête affublée du manteau de la religiosité ; il y avait ceux qui voyaient toujours une entéléchie là dessous et tremblaient de la peur des maléfices ou des sortiléges. De grandes luttes s'en suivirent.

Presque à la même époque que *J. Cornarius* et *L. Fuch* se consumaient en aigreurs et en emportements dans des

---

(1) Van Helmont s'est plusieurs fois exprimé aussi de cette façon. Il parle d'un *moyen magnétique* au sujet duquel il ne donne pas de détails et dont l'action serait d'autant plus puissante qu'elle coïnciderait avec une fermeté et une conviction plus profondes. Ce moyen est peut-être, ainsi que l'ont cru quelques auteurs, le secret des *Rose-Croix*, qui croyaient pénétrer les mystères de la nature à l'aide d'une lumière intérieure, et qui, donnant dans les erreurs de la magie, de l'alchimie, prétendaient posséder la pierre philosophale, et finirent par passer pour des charlatans (1). Ils se servaient de certains signes faits avec les mains, et l'on assure que l'un d'eux, le médecin Oswald Crollius, guérissait par des passes et des attouchements. Crollius a publié deux traités : *Basilica chimica*, et *De signaturis internis rerum, seu de vera et viva anatomia majoris et minoris mundi*. Francof. 1620. Suivant lui, toute la médecine consiste à connaître la plante et la planète que possèdent chaque membre, chaque organe, et qui sont assignées pour la santé ou la maladie. Ce n'est là, comme on le voit, que le *Hermès redivivus*.

(1) Voyez l'exposition de leurs doctrines dans la *Confessio Roseæ Crucis*, publiée en 1615 par J.-V. Andreæ, et dans quelques écrits de Robert Fludd.

querelles où ils s'oubliaient (1), — que *J. Wier* (2) se créait
tant d'ennemis de ceux qui prétendaient que la plupart des
phénomènes de la physique expérimentale pouvaient passer pour des effets qui étaient contre l'ordre de la nature;
— que *Laurent Joubert* osait élever la voix contre les
Erreurs populaires (3) et excitait, par ses attaques hardies contre les préjugés reçus, les clameurs du vulgaire
qu'il méprisa par son courage et grâce à la protection de
Catherine de Médicis, sa malade; — trois adversaires
de Paracelse, *Thomas Lieber*, qui changea son nom
en celui d'*Erastus* (4) et qui occupa, en 1581, à
Bâle, la chaire où un demi-siècle avant (1527-28),
Paracelse avait tant brillé; *André Libavius* (5) et

(1) *Cf. Vulpecula excoriata*, de Cornarius, imprimé à Francfort en
1543, in-4°. Cornarius y fait allusion au nom de Fuch, qui, en allemand, veut dire renard. Celui-ci répondit par le *Cornarius furens*,
(Basileæ, 1545, in-4°), qui jeta effectivement Cornarius dans une si
vive colère que la même année, 1545, il publiait à Francfort une
satire : *Nitra ac brabyla pro vulpecula excoriata asservanda*, in-4°.

(2) *Cf. De præstigiis dæmonum et incantationibus ac veneficiis
libri VI*. Basileæ, 1664, in-8°.

Je dois la communication d'une très belle édition de cet ouvrage, 1577, à la
gracieuse obligeance de M. le Dʳ Vastel, directeur de l'École de médecine de Caen.

(3) Ce traité, fameux aujourd'hui, a paru en français, à Bordeaux,
en 1570, in-8°; à Paris, 1580, 1587, 2 vol. in-8°; à Lyon, 1608,
in-12.

(4) *Cf, Disputationum de medicina nova Philippi Paracelsi, pars
prima, secunda, tertia, quarta et ultima*. Basileæ, 1572 et 1573,
4 vol. in-4°.

(5) *Cf.* Son *Tractatus duo physici, prior de impostoria vulnerum
per unguentum armarium curatione, posterior de cruentatione cada-
verum injusta cæde factorum, præsento qui occidisse creditur*. Francofurti, 1594, in-8°. ⸗ Ce laborieux médecin, qui a écrit tant d'ouvrages, a parlé le premier, comme médecin, de la transfusion du sang
d'un animal dans un autre. On a dit que Libavius l'avait imaginée

Théod. Swinger (1) attribuèrent la vertu des onguents à une influence satanique. Les Spagiristes se défendirent avec l'hypothèse scientifique du magnétisme, dont malheureusement rien ne démontrait la réalité.

d'après la fable de Médée. « On vit clairement, dit le célèbre Senac, dans cette transfusion, l'assurance de l'immortalité. » La France et l'Angleterre prétendent toutes les deux en avoir la gloire. La première transfusion avérée fut tentée par Hansheau, en 1658. Lower, médecin anglais, perfectionna cette opération en 1665. Denis marcha sur les traces de Lower, ainsi que les anglais King et Coxe. Cassini et Grisoni furent alors témoins de quelques tentatives en Flandre. Bientôt Denis, plein de hardiesse, osa soumettre un homme à l'épreuve de recevoir dans ses veines le sang d'un animal. Lower et King imitèrent Denis : des Italiens, aussi enthousiastes, Biva et Manfredi firent cette opération. Un médecin, Sinibaldus, voulut bien s'en faire lui-même le sujet. Les résultats furent quelquefois heureux, mais ils furent malheureux chez d'autres, et cela fut cause que les lois vinrent opposer un frein à la témérité, qui tendait à devenir contagieuse, des transfuseurs. De nos jours, on cite encore des cas de transfusion du sang, que l'on peut trouver épars dans le *Bulletin général de thérapeutique* et ailleurs. Exemple :

Observ. du Dr Pritchard, *Annales de la chirurgie*, fév. 1844; — *Bull. de thérapeut.*, t. XXVI, p. 239.

Observ. du prof. Nélaton, *Bull. de thérapeut.*, t. XXXIX, p. 557.

Observ. du Dr Marmonier, d'Uriage, *Revue médicale*, mars 1851; — *Bull. de thérapeut.*, t. XL, p. 283.

Observ. des Drs Devay et Desgranges, *Gazette médicale de Paris*, janv. 1852; — *Bull. de thérapeut.*, t. XLII, p. 134.

Observ. du Dr Bellasis-Malfen, du Dr Sacristan, du Dr Simon, *Bull. de thérapeut.*, t. XL, p. 427.

Observ. du Dr Polli, *Annali di med.*, 1852; — *Bull. de thérapeut.*, t. XLIII, p. 332.

Observ. des Drs Monneret et Chassaignac, *Bull. de l'Acad. de méd.*, nov. 1851; — *Bull. de thérapeut.*, t. XLI, p. 425.

Cf. P.-A. Cap, *loc. cit.*, 1-20.

(1) *Physiologia medica eleganti carmine conscripta, rebusque sciu dignissimis, Theophrasti item Paracelsi, totius fere medicinæ dogmatibus illustrata.* Basileæ, 1610, in-8°.

Qui pouvait décrire sa nature, son origine, ses tendances, ses lois ? demandait, par exemple, le jésuite *Jean Roberti* (1) à un savant, mais crédule professeur de Marbourg, *Rodolphe Goclenius* (2), auteur d'un écrit sur la médecine sympathique. Roberti trouvait l'explication par l'influence diabolique préférable à celle d'une force inconnue. Goclenius répondit. Roberti, loin d'abandonner la dispute et voulant terrasser Goclenius, se sert du sarcasme et de l'ironie pour combattre la crédulité de son adversaire au sujet des amulettes et des talismans, et lance force injures à Paracelse. « Il compare l'onguent des armes à celui dont se frottait la sorcière Canidia pour se rendre propre à traverser les airs en allant au sabbat. Il dit que l'histoire de Canidia est tout aussi croyable que la guérison d'une plaie à vingt lieues de distance, et il ajoute que si l'on admettait de pareils prodiges comme chose naturelle, on pourrait admettre aussi, sans blesser le bon sens, que le docteur Goclenius, de la chambre où il se chauffe, à Marbourg, pût mettre le feu au magasin à poudre à Constantinople.... Le bon père ignorait que deux siècles plus tard, ce der-

---

(1) Ce Père a publié plusieurs traités à Louvain, à Trèves, à Luxembourg, à Liège et à Douay, depuis 1616 jusqu'en 1621. Goclenius mourut dans le fort de cette querelle littéraire.

(2) Lisez surtout le *Tractatus de magnetica curatione vulnerum, citra ullum dolorem et remedii applicationem,* (Marpurgi, 1608, in-8° ; Norimbergæ, 1662, in-4°) ; *Synarthrosis magnetica,* (Marpurgi, 1617, in-8°). C'est sa réponse à la vive critique du P. Roberti. Une autre réplique est le *Mirabilium naturæ liber, sive, Defensio magneticæ curationis vulnerum.* Francofurti, 1625, 1643, in-8°. [Consultez le *Dict. d'hist.* de Bouillet, éd. 1843, p. 720.] ═ La bibliothèque de Caen possède un des plus curieux ouvrages de R. Goclenius : *Urania cum geminis filiabus hoc est astronomia et astrologia speciali, nunc primo in lucem emigrans.* Francofurti, 1615, in-8°.

nier fait, grâce à l'électricité, n'aurait paru impossible à personne. » Toutefois, nous sommes forcés d'avouer que les armes de Roberti ne portaient pas tout à fait à faux, et que, abstraction faite du diable, il n'était pas ridicule de vouloir qu'il soit dans une bonne route.

Goclenius battu voulut se relever : sa réponse ne fut qu'une répétition. Roberti, toujours ardent, publia deux nouvelles satires, où le sectateur de Paracelse est traité d'imposteur, de magicien et même de calviniste. Elles imposèrent silence au prévenu qui fit bien de s'en tenir là : il en fallait souvent moins pour périr dans les flammes d'un bûcher.

Roberti ne triompha pas longtemps : il comptait sans un autre adversaire, autrement plus sérieux que Goclenius, et enthousiaste de Paracelse, c'était *Van Helmont* (1). Avec son caractère dur et insultant, Van Helmont prend la lance ; et, quittant pour un moment son laboratoire de Vilvorde, où il venait de découvrir l'esprit de corne de cerf et le laudanum, il s'attaque aux dogmes avec lesquels Roberti en imposait à ses contemporains. La science est mise en avant de la foi. Le fils respectueux de l'Eglise, comme il s'intitule, vient sommer Roberti de lui présenter son titre de mandataire des ordres

---

(1) J.-B. Van Helmont's System der Medicin..... [Le système de médecine de J.-B. Van Helmont, comparé avec les principaux systèmes des temps anciens et modernes... par le Dr G.-A. Spiess,...] Francfort-sur-le-Mein, S. Schmerber, 1840, in-8°. == *Les œuvres de Jean-Baptiste Van Helmont, traitant des principes de médecine et de physique, pour la guérison assurée des maladies. De la traduction de M. Jean Leconte,...* Lyon, J.-B. Huguetan, 1670, in-4°. == L'*Ortus medicinæ* de Van Helmont se trouve à la bibliothèque de Caen en trois éditions: Lyon, 1667, in-f° ; Amsterdam, 1642, 3 vol. in-4° ; *ibid*, 1652, 1 vol. in-f°,

de Dieu, qui attestent où et de quelle façon lui ont été ré-
vélées les cures que Satan opérait et qu'il fallait reporter au
Magnétisme. « Celui, dit-il, qui regarde ces cures comme
l'ouvrage de Satan, uniquement parce qu'elles s'opèrent
par des moyens qui lui sont inconnus, doit donc regarder
tous les phénomènes de l'aimant comme l'effet d'une
semblable magie; et il est difficile, en effet, de ne pas
voir dans tous ces phénomènes des prestiges du démon,
si l'on ne veut pas y reconnaître l'action magnétique,
c'est-à dire cette propriété secrète des corps qu'on nomme
magnétisme (*magnetismum*), à cause de son analogie
avec une de celles qu'on reconnaît à l'aimant (1). » Puis,
après avoir décrit les caractères et les phénomènes que
présente cet aimant, il explique le pourquoi de la guérison des plaies par l'onguent sympathique ou magnétique. Selon lui, si les plaies ne s'enflamment ni ne
s'ulcèrent, elles le doivent à l'onguent, dont la vertu
attire à soi le vice, la mauvaise qualité virulente que
produit la lésion ou la solution de continuité.

Roberti n'était pas à bout de forces ni d'arguments.
Mais il ne pouvait être à la hauteur de Van Helmont
dans l'arène scientifique où le médecin dominait le
jésuite. On vit bien que l'entêté partisan du diable,
offrant toujours l'*argumentum pessimi turba,* comme le
disait l'axiome antique (2), n'avait plus que du verbiage :
c'est tout ce dont il fait preuve dans son *Imposture magique des cures magnétiques clairement démontrée;
modeste réponse à la dissertation très-dangereuse de
J.-B. Van Helmont, de Bruxelles, médecin pyrotech-
nique, etc.*

---

(1) *De magnetica vulnerum naturali et legitima curatione, contra Johannem Roberti soc. Jesu theologum.* Parisiis, 1621.

(2) *Cf.* Erdan, *loc. cit.,* t. I, p. 119.

Il y eut encore bien d'autres Spagiristes à la même
époque qui, sectateurs de Paracelse, le prirent comme
modèle. Citons entre autres les deux *Ruland* (1), *Michel
Toxites* (2), et surtout *Burgraave*, qui imagina la lampe
magnétique ou *lampe de vie et de mort* (3), dont l'éclat
lumineux est d'autant plus brillant ou terne que l'organisme humain, avec lequel elle est en rapport, jouit
d'une harmonie plus ou moins parfaite. C'est à cette
époque que l'on voit la *poudre de sympathie* remplacer

(1) Le premier a écrit une quantité considérable d'ouvrages. Men-
tionnons seulement le *Lexicon alchemiæ, sive, dictionarium alche-
misticum, cum obscuriorum verborum et rerum hermeticarum, tum
Theophrast-Paracelsicarum phrasium, planam explicationem continens.* Noribergæ, 1671, in-4°. — Le fils a écrit un ouvrage remar-
quable par les grossièretés qui y règnent : *Alexicacus chymiatricus,
puris putis mendaciis atque calumniis atrocissimis Joannis Obern-
dorferi oppositus.* Francofurti, 1611, in-4°.

(2) *Onomastica duo : I. Philosophicum medicum Synonimum,
ex variis vulgaribusque linguis. II. Theophrasti Paracelsi, hoc
est, earum vocum, quarum in scriptis ejus usus esse, explicatio.*
Argentorati, 1574, in-8°. — *Libri quatuordecim paragraphorum
Philippi Theophrasti Paracelsi. Ibid,* 1575, in-8°.

(3) J'ai eu le bonheur de me procurer, à la bibliothèque de notre
ville, l'ouvrage très-rare de Burgraave : *Joan. Ernesti Burgraavii
neost. palatini* BIOLYCHNIUM *seu* LUCERNA... *huic accessit,* (dep. la
p. 115 à la p. 126), *cura morborum magnetica ex Theophrasti
Paracelsi* MUMIA... *Porrò adjunctus est P. Ribolæ...tractatus
secretus de Facultate metallorum germinatrice secundùm herma-
ticos.* Francofurti, typis C. Rötelij, ann. 1630.

Cette remarque me fournit l'occasion de remercier ici de son extrême obligeance le conservateur, M. G. Mancel, puits de science bibliographique, type
aussi achevé que rare du désintéressement littéraire, toujours prêt à ouvrir les
trésors de sa science à quiconque lui paraît tant soit peu capable d'en user
à l'avantage des études scientifiques.

les enguents (1). Elle est vantée dans un livre du médecin *Ericius Mohy*, écrit en 1659, et dans le *De sympatheticis mediis, etc.*, de Van Helmont, que nous laissons parler : « ... Ericius Mohy, dit-il, a fort bien prouvé que lorsqu'on en met sur le sang sorti des blessures, elle les guérit : mais il n'a point connu la force directrice qui fait que la vertu de la poudre mise sur le sang agit sur le blessé dans un lieu éloigné. Le sang qui est sur le linge reçoit de la poudre les vertus balsamiques qu'elle contient ; cela est tout simple : mais cette vertu balsamique ne se porte point sur le blessé par l'influence des astres, et moins encore par un mouvement spontané. L'idée de celui qui applique le remède s'attache à ce remède et en dirige la vertu balsamique sur l'objet de ses désirs. Mohy croit que la puissance sympathique émane des astres : j'en vois la source dans un sujet plus rapproché de nous. Ce sont des idées qui la dirigent, et ces idées sont produites par la charité ou par une volonté bienveillante. C'est pour cela que la poudre opère avec plus ou moins de succès, selon la main qui en fait usage. J'ai toujours observé que ce remède réussissait lorsqu'il était employé avec un désir affectueux et des intentions charitables ; il n'a presque aucune efficacité, si

---

(1) C'est avec cette poudre de sympathie, qui guérissait toutes les blessures, que Kenelm Digby s'est acquis une réputation immense. Il a même écrit une dissertation sur ce sujet, 1658. 𝕭𝖎𝖇𝖑. 𝖉𝖊 𝕮𝖆𝖊𝖓. = *Cf.* Mohy, *Pulvis sympatheticus, quò vulnera sanatur absque medicamenti ad partem affectam applicatione*, in-4°, 1639. — Papinus, *Dissertatio de pulvere sympathetico*, trad. franç. Paris, in-8°, 1751. — Saint-Germain, *La poudre de sympathie prouvée naturelle et exempte de magie diabolique*, in-8°. — Mémoire des curieux de la nature, *Miscellan. Academ. Natur. Curiosor.*, dec. 11, ann. IV, 1685 (D. Crueger, p. 34 ; J.-L. Hahnemann, p. 129). — Ewaldt, *Dissertatio de pulvere sympathetico*. Regiomontis, 1762.

celui qui l'administre y met de l'insouciance ou n'y pense pas. Aussi, dans l'action sympathique, je mets ces astres de notre intelligence (l'attention et la charité) bien au-dessus des astres des cieux. Les idées excitées par le désir de faire du bien s'étendent au loin, à la manière des influences célestes, et elles sont dirigées sur l'objet que la volonté leur désigne, à quelque distance qu'il soit. »

Cette donnée de la guérison des maladies par les moyens sympathiques, nous conduit à la TRANSPLANTA-TION. Pourrait-on contester que ce ne soit là du Magné-tisme, dans le terme vague qu'implique cette hypothèse scientifique? Le *Mémoire des curieux de la nature* con-tient une foule de faits de guérison par la transplanta-tion, « prétendue manière de guérir les maladies, selon Paracelse, en les faisant passer d'un sujet dans un autre, soit animal, soit végétal (1). »

Les ouvrages des Spagiristes de ce temps nous ont laissé un grand nombre de récits merveilleux relatifs à la médecine transplantatoire, dont les procédés, non encore oubliés, sont pratiqués de nos jours, à Java, par exemple (2). Paracelse donnait le conseil de faire cou-cher des animaux avec des individus malades, dans l'espérance que les affections de ces derniers leur seraient

_____

(1) *Dict. de Nysten*, éd. de MM. Littré et Robin, 1855, p. 1269.

(2) « Dans un cas pareil (convulsion des enfants), je fus témoin à Batavia d'une cure très-extraordinaire : On prit un jeune pigeon qu'on dépluma dans la région de l'anus; on le pressa contre l'anus de l'enfant malade. En peu de minutes, le pigeon eut de fortes convulsions et mourut; on le remplaça aussitôt par un autre qui eut le même sort, et on continua ainsi jusqu'à ce que l'enfant fût sauvé. » *Mémoire de M. Sarlandière (J.-B.)*, sur l'électro-puncture... et sur l'emploi d'un moxa Japonais en France..., avec fig. japonaises. Paris, l'auteur; made-moiselle Delaunay, 1825, in-8°.

transmises. Cette opinion est restée dans le peuple, et même parmi quelques médecins (1). Gaspard Bartholin (2), le chancelier F. Bacon (3), le physicien Robert

---

(1) Un médecin a lu, il y a quelque 25 ans, à l'Institut, l'histoire de sa femme guérie de la goutte par son chat, avec lequel elle couchait *depuis longtemps*. (Cf. *le Dict. des Sc. médicales*, en 60 vol. Panckoucke, 1821, t. LV, p. 505.) — Les émanations de l'individu le plus cacochyme sont aussi fâcheuses pour la santé que celles de l'individu le mieux portant, tout au plus dans une proportion inférieure pour le dernier : ainsi pensent les médecins. Devraient-ils être jamais malades, si le préjugé de la transplantation des maladies était fondé, les paysans de nos campagnes qui couchent pêle-mêle avec leurs chevaux, leurs ânes, leurs moutons, leurs bœufs? « Il n'y a rien à gagner de bon pour l'homme dans l'atmosphère de ses semblables, » a dit un des collaborateurs du *Dictionn. en 60 vol.* == Voyez aussi le *Dictionnaire univ. de médecine*, trad. de l'anglais de M. James, par MM. Diderot, Eidous et Toussaint. Paris, 1747, t. VI, p. 399 (à la 𝕭ibliotꙮ. 𝕯e 𝕮aen).

(2) Nous parlons ici du professeur de Copenhague, et non de l'anatomiste. Dans son *Syntagma medicum et chirurgicum de cauteriis, præsertim potestate agentibus, seu ruptoriis.* Hafn. 1642, in-4°, il recommande à l'empereur Rodolphe un prophylactique infaillible pour corriger l'air pestilentiel, qu'il avoue devoir à la bienveillance de son concitoyen Tycho-Brahé, homme, dit-il, incomparable autant par ses connaissances en astronomie que par *son savoir spagyrique*. Entre autres exemples de guérison par la transplantation, Bartholin raconte que son oncle, souffrant de vives coliques, en fut guéri par un chien qu'on lui plaça sur le ventre; et que sa servante fut soulagée d'une odontalgie par ce même chien mis sur sa joue. L'animal, prouvant par ses cris qu'il ressentait les mêmes douleurs, était un témoignage que la maladie ne s'était pas guérie d'elle-même. Ailleurs, Bartholin affirme qu'un malade, atteint de jaunisse, la repassa à un chat par la simple cohabitation. Ailleurs encore, il propose un moyen de se délivrer de la fièvre intermittente : un fébricitant imbiba de sa sueur un morceau de sucre qu'il offrit à un chien; l'animal gagna la fièvre à la place du malade.

(3) Dans le *Sylva Sylvarum*, § 993, Bacon indique par l'anecdote suivante le moyen de se guérir des verrues ; « Dès ma plus tendre en-

Boyle (1) figurent parmi les partisans de la médecine transplantatoire, et ils l'ont défendue avec autant d'ardeur que Fr. Hoffmann (2), Burgraave, Salmuth, Harvey et l'écossais Rob. Fludd, écrivain fécond, un des plus célèbres frères de la Rose-Croix (3).

---

fance, j'ai eu une verrue à un doigt, puis, vers l'âge de 15 à 16 ans, durant mon séjour à Paris, il en parut un grand nombre sur mes deux mains, ce qui allait au moins à cent, et cela dans l'espace d'un mois. L'ambassadrice d'Angleterre, femme qui n'était nullement superstitieuse, me dit un jour qu'elle voulait me débarrasser de toutes ces verrues. Elle se fit donc apporter un petit morceau de lard, où elle laissa la couenne, et avec le gras elle frotta toutes ces verrues, surtout celle que j'avais depuis mon enfance ; puis, ayant suspendu ce morceau de lard à un clou, en dehors d'une fenêtre de son appartement, et au midi, elle le laissa dans cet endroit, où étant ainsi exposé aux rayons solaires, il se putréfia assez promptement. Le résultat de cette expérience fut que, dans l'espace de cinq semaines, toutes mes verrues disparurent, même celle qui datait presque d'aussi loin que moi..... On obtiendra, dit-on, le même effet, si, après avoir frotté les verrues avec une branche de sureau encore verte, on la met dans du fumier afin qu'elle s'y putréfie. »

(1) Un médecin, ami de R. Boyle, traita ainsi une fièvre de consomption : « Ayant fait durcir un œuf dans son urine encore chaude, et fait plusieurs trous à la coque, il le cacha dans une fourmilière. Or, il arriva qu'à mesure que les fourmis dévoraient l'œuf, le malade sentit diminuer son mal et ses forces renaître. » R. Boyle aurait dû nous dire si les fourmis succombèrent à une fièvre de consomption épidémique et meurtrière !! (Roberti Boyle, *Opera varia...* Genevæ, 1677, in-4° (Bibl. de Caen); — *Chimista scepticus vel dubia et paradoxa chimico-physica circà spargicorum principia.* Londini, 1662, in-8° (Bibl. de Caen).

(2) Fr. Hoffmann, *De potentia diaboli in corpora*, dans ses Œuvres, t. V, p. 94. Ed. Genève, 1737, in-f° (Biblioth. de Caen : 6 tomes en 3 vol., 2 suppl.).

(3) Pour plus amples détails, lisez l'*Histoire de la médecine* de Kurt Sprengel, sect. IX, ch. III; et sect. XIII, ch. V.

Robert Fludd, panégyriste de l'onguent armaire, défenseur des théories magnétiques dans la médecine transplantatoire et sympathique, exposa une théorie bien éloignée de celle de Van Helmont, son contemporain. R. Fludd, qui ne m'a paru aussi inintelligible que le veulent les auteurs de la *Biographie médicale* (1), admet, dans sa *Philosophie de Moïse* (2), le même *souffle*, spiritus divinus, hoc est, Ruah-Elohim (3) que nous trouvons, dans la Génèse, créateur et moteur de toutes choses. Ce *spiritus*, élément primitif, que Fludd nomme *catholicus*, a créé et gouverne le monde. Toutes les autres puissances ne sont que des modes différents d'être de ce principe dont elles émanent. Le *spiritus divinus* agit en tous lieux, en toutes circonstances. Le tonnerre, les vents ne sont que des phénomènes dont Dieu se sert pour ne point se faire oublier de sa créature. Dieu dirige nos organes dans les actes que nous exécutons. L'étoile et le brin de gazon le plus tenu le contiennent. Puissance formatrice du minéral, — reproductrice du végétal, — vitale, intellectuelle et motrice de l'animal, il est éternel, infini dans ses manifestations. Le monde est éternel comme lui. La fin du monde ne peut avoir lieu (4).

Les données évangéliques ne s'en trouvaient pas moins attaquées. Il fallait les défendre. Le *Chercheur* (5) fut réfuté, invectivé, injurié par un prêtre, comme l'avaient été

(1) *Ed. cit.*, t. I, p. 354.

(2) *Philosophia mosaïca, in quâ sapientia et scientia creationis et creaturarum sacra vereque christiana... explicatur.* Goudæ, P. Rammazenius, éd. 1638, in-f°. La Bibliothèque de Caen en possède un très-bel exemplaire.

(3) Sect. I, liv. IV, ch. II, f. 29.

(4) *Ibid.*, *ibid.*, ch. IV, f. 32.

(5) Nom que ses compatriotes donnaient à R. Fludd.

Goclenius et Van Helmont. Il répondit à l'*Hoplocrisma spongus* de l'écossais Forster par la *Spongiæ M. Forsteri presbyteri expressio* (1). Telle était la façon d'écrire à cette époque. Plus tard, un autre ecclésiastique protesta contre les conclusions de R. Fludd : mais celui-là était un infatigable savant, un des plus érudits de ce temps, le *P. Ath. Kircher* (2). Ce jésuite, après avoir déclaré

---

(1) *Responsum ad Hoplocrisma-Spongum M. Forsteri presbyteri, ab ipso, ad unguenti armarii validitatem delandam ordinatum*, Hoc est, *Spongiæ M. Forsteri presbyteri expressio seu elisio, in quâ virtuosa spongiæ ipsius potestas in detergendo unguentum armarium, exprimitur, eliditur ac funditus aboletur : ac tandem immodestia et ergà Fratres suos incivilitas, aceto veritatis acerrimo corrigitur et penitus extinguitur. Authore Rob: Flud: aliàs de Fluctibus, Armigero et medicinæ doctore Oxoniensi.* Goudæ, P. Rammazenius, 1638, in-f°, 59 pages.

(2) *Cf.* son *Magneticum naturæ regnum.* Amstelodami, 1667, in-12 ; et son *Magnes, vive de arte magnetica*, Romæ, 1641 ; et Col.-Agripp. 1643, in-4°ˢ [Bibl. de Caen]. Le nombre des écrits de Kircher est considérable ; (*Cf.* J.-B. Brunet, *Manuel du libraire et de l'amateur de livres.* Paris, Sylvestre, 1842, t. II, f°ˢ 771, 772, 773.) Il avait formé une précieuse collection de richesses d'antiquités, d'histoire naturelle, d'instruments de physique (il est l'inventeur de la lanterne magique), etc. : elle se trouve à Rome, au musée du collége Romain, et la description en a été publiée sous le titre de *Museum Kircherianum.*

« Les magnétiseurs se servent de l'admirable sensibilité des personnes impressionnables pour leur faire découvrir les moindres impressions internes de leur économie. Supposez, en effet, une femme très-nerveuse à laquelle le magnétiseur persuade qu'il exerce sur elle un pouvoir surnaturel ; son imagination, captivée comme par un enchanteur, se promène partout où l'on veut la conduire. On lui commande de se porter sur l'intérieur de son corps, et, les yeux fermés, elle imagine le contempler, elle épie les moindres battements, de faibles tiraillements de ses fibres ; dès lors, elle ajoute ou diminue à l'action inaperçue de ses organes, par cette puissante susceptibilité nerveuse.

que la médecine sympathique avait été conçue dans le *laboratoire de l'enfer*, prétend que, nier les *propriétés naturelles* des choses, implique la négation de toute idée philosophique, et qu'il n'est plus besoin de recherches expérimentales ni de découvertes précises avec ce critérium : « Dieu le veut ainsi, l'esprit souffle où il veut, ainsi l'a décidé l'éternelle sagesse. » Selon lui, « il serait absurde de croire que Dieu, après avoir créé toutes choses et les avoir dotées de qualités qui leur sont propres, ait voulu que la nature restât éternellement dans un inutile repos ;…, ce serait faire de Dieu la cause de tous les maux et aussi de toutes nos fautes que de prétendre que c'est lui qui, en nous, veut ou ne veut pas, et que c'est sa volonté seule qui agit par nos organes. Enfin, il ajoute plaisamment que les propriétés naturelles étant ainsi remplacées par l'esprit de Dieu, ce ne serait plus l'aimant qui aurait la vertu d'attirer le fer, mais bien l'esprit de Dieu caché dans le fer ; et de même pour l'onguent armaire, où l'on verrait l'esprit de Dieu inhérent à la *mumie boréale*, c'est-à-dire à la chair d'un pendu, porter la santé à l'esprit de Dieu, inhérent à la *mumie australe*, c'est-à-dire à la chair du blessé. (1) » Nous voulons croire que R. Fludd

---

Les yeux fermés, elle se trouve dans un état de clairvoyance intérieure, d'exaltation, d'isolement par la pensée : la voilà somnambule. Qu'elle se persuade qu'un verre d'eau pure est de l'alcool le plus rectifié, elle croira en sentir l'impression brûlante sur son palais en buvant. En exaltant le tact, son corps peut frémir sous le plus léger effleurement ; il peut se montrer, au contraire, insensible aux choses les plus rudes, selon que l'imagination est préparée et toute montée pour agir avec pleine domination. » (Kircher, *De arte magnetica*, l. III, ch. VII.— Dict. en 60 vol., t. **XXIV**, p. 71).

(1) M. Fauvety, *Revue philosophique*, 1856, p. 173.

eût eu beaucoup de peine à combattre les réfutations que lui adressait Athanase Kircher : il venait de mourir quand fut publié le livre du jésuite. Mais il aurait bien pu lui renvoyer les mêmes arguments, en lui demandant si lui-même ne raisonnait point *ineptè et insulsè* (1), dans ses théories où il veut que ce soit l'esprit du Diable qui prouve les succès de la médecine sympathique, « *a nigro illo rectore spiritu, omnis mendacii patre, profectam* (2). » N'est-il pas aussi peu rationnel, aurait-il pu lui demander encore, de reporter à Satan la cure de maladies que de les attribuer à Dieu ?

Kircher d'ailleurs se méprenait sur la pensée de R. Fludd. La cosmogonie de l'auteur de la *Philosophie de Moïse* ne se borne point à cette étroite théorie de vouloir partout l'intervention d'un Dieu anthropomorphe : elle va plus loin (3). Le *Deus ex machina* possède un souffle vivifiant pour régir le monde avec ses lois naturelles, et son action n'est pas exclusivement celle de son propre arbitre qui pourrait bien lui faire oublier la constance de ces mêmes lois naturelles. Pour mieux exprimer notre pensée, disons que le rôle de ce souffle vivifiant et divin est celui de la NATURE des philosophes du xviiie siècle. On conçoit que, dans le système de R. Fludd, *son Dieu personnel*, envisagé en dehors de la création, devait fatalement s'annuler, puisqu'il n'était besoin que de son souffle pour faire comprendre les phénomènes naturels qui s'accomplissent constamment dans le monde. Dès lors, malgré lui, R. Fludd laissait de côté l'anthropomorphisme chré-

---

(1) Kircher, *Magnes sive de arte magnetica*, lib. III, p. 7, ch. II.

(2) Kircher,   *ibid.*,   *ibid.*

(3) Ce serait plutôt contre la *Génèse* que contre la Cosmogonie de R. Fludd que pourraient être lancées les invectives de Kircher.

tien pour tomber dans le *panthéisme spirituel*. (1)
Quoiqu'il en soit, c'est par le souffle vivifiant que le
médecin écossais explique l'attraction et la répulsion.
De ce souffle émanent des rayons chauds et des rayons
froids. Les rayons chauds, excentriques, engendrent la
sympathie, l'attraction ; les rayons froids, concentriques,
produisent l'antipathie, la répulsion (2). Dans l'homme,
le souffle vivifiant, qui prend alors le nom de *magnetica
virtus microcosmica*, agit comme dans le macrocosme
[l'univers] (3) : le point central magnétique du corps de
l'homme est au cœur, qui se dilate dans les élans de
sympathie et de bonheur, alors qu'il se contracte dans
les tendances à l'antipathie et à la haine (4). De même
que la terre est douée de pôles magnétiques, l'homme
ne peut en manquer (5) : que deux individus viennent
à s'approcher et que les rayons magnétiques concentriques soient repoussés, il y a magnétisme négatif, antipathie ; et si les rayons magnétiques excentriques, au
contraire, sont confondus, il y a magnétisme positif,

---

(1) Il est curieux, comme le fait observer M. Fauvety, de voir
Kircher lui même entraîné à ces mêmes conclusions. Dans son *Magnes*,
après avoir vu le Magnétisme partout, et avoir réuni tout ce qui a été
créé par son lien magnétique, il aboutit à décrire Dieu comme *aimant*
central dont l'attraction, la direction et la connexion se manifeste par
le Père, le Fils et le Saint-Esprit.

(2) *Phil. Mos.*, sect. II, liv. I et II, p. 67 et 83.

(3) *Ibid.*, sect. II, liv. II, ch. III et V, p. 89, 115 ; liv. III,
ch. II, p. 127.

(4) L'on dirait que le système de la balance universelle et d'ex-
pansion, qui satisfait tant de cosmologues modernes et qui a tant ravi
Azaïs (1), est une doublure des utopies de R. Fludd.

(5) *Ibid.*, sect. II, liv. II, cap. IV, p. 113.

(1) *Des compensations dans les destinées humaines*, par H. Azaïs. Paris, Béchet,
3 vol. in-8°, 1818, 3e édit. — *Sp.* le tome Ier. Bibl. de Caen.

sympathie. Dans ce dernier état, il y a transplantation non-seulement des affections physiques, des maladies, mais aussi des affections morales. Bien plus, cette théorie n'est pas applicable exclusivement à l'homme et aux animaux, elle s'étend aux végétaux, aux minéraux : mise à profit pour l'explication, que F. Fludd essaye de donner naturelle, de l'influence des amulettes, des envoûtements, des charmes (1), elle conduit *le Chercheur* à un symbolisme illogique et erronné. C'est ainsi qu'il admettait des rapports de sympathie ou d'antipathie entre l'utérus de la femme et la plante connue sous le nom de ROSSOLIS (2). « Ce qui le prouve, dit-il, c'est que si l'on met cette plante dans une eau de plantain, et qu'une femme en travail d'enfant boive de cette eau, quoique la plante ne soit pas dans la même maison, elle s'ouvrira ni plus ni moins et dans le même temps que la matrice se dilate pour opérer l'accouchement. » Ajouterons-nous que R. Fludd est aussi grand partisan de la transplantation des maladies qui, du corps de l'homme, peuvent, pour le guérir, passer dans le corps des végétaux : sa théorie imaginaire ne demande, au point de vue pratique, que de dépouiller, dans un endroit quelconque, de son écorce, tel arbre que bon semblera, — il recommande spécialement le saule ou le chêne, — de pratiquer un creux dans le tronc, d'y déposer des cheveux ou

---

(1) *Ibid.*, sect. II, liv. III, m. I, p. 140, 147.

(2) Herbe à la rosée, *Drosera rotundifolia.* Pentandrie pentagynie L., Crassulées J., Droseracées (A. de Brébisson, *Flore de Normandie,* Caen, Hardel, 1849, p. 33-34). Dans la matière médicale, cette plante est considérée comme douée de propriétés excitantes énergiques; elle a été quelquefois prescrite à l'extérieur comme révulsive. Elle a été vantée à l'intérieur dans l'hydropisie, les fièvres intermittentes, les ophthalmies.

de l'urine du malade, et de réappliquer le fragment d'écorce précédemment enlevé (1).

Des théories sur le Magnétisme se trouvent encore dans plusieurs écrits que nous ont laissé les Spagiristes du xvie siècle. Le médecin *André Tentzel*, — auteur d'un traité curieux où sont décrites les momies, leurs vertus et leurs propriétés, ainsi que la manière de les composer et de s'en servir dans les maladies (2), — s'est étendu

---

(1) La transplantation a été très en faveur chez les Hébreux : tel leur procédé de *greffage* emprunté, au dire des rabis, aux Egyptiens et proscrit par Moïse. « Dixerunt ergo quod in hora in qua inseritur una « species in aliam, oportet ut ramus inserendus sit in manu alicujus mu- « lieris pulchræ, et quod vir aliquis carnaliter cognoscat eam præter « morem naturalem. Et dixerunt quod in tempore illius actus debet « mulier inserere ramum in arbore. » (*Cf.* J. Gaffarel, *Cvriositez inovyes svr la svulptvre talismanique des Persans. Horoscopes des Patriarches, et Lecture des estoilles*, 1637. C. VII. — Rabi S. Moses, *de Regimine sanitatis*, dédié au sultan Saladin. [V. *Abulpharag. Hist. Dynast*, p. 297. — *Herpenü orat. de linguá arabic.* — J. Bernier, *Hist. chronolog. de la Médecine et des Médecins*, in-4°. Paris, 1695, p. 131-132.] Bibl. de Caen.) Serait-il déplacé de faire observer ici que la transplantation n'a rien de commun avec la greffe animale ? Le seizième siècle a compté beaucoup de chirurgiens-greffeurs, devenus célèbres pour leur habileté dans le greffement de certaines parties mutilées. La famille des Branca, en Sicile, celle des Briano, en Calabre, l'illustre Tagliacozzi, prof. d'anat. à Bologne, etc., avaient acquis un nom vraiment européen, et leurs résultats avantageux ne sauraient plus, actuellement, être révoqués en doute. De nos jours, l'expérience la plus incontestable nous fait rendre hommage à la vérité en admettant la possibilité des greffes animales. Qui ne sait, en effet, qu'en jetant dans le ventre d'une jeune poule un testicule que l'on vient d'extraire chez un coq, cet organe se greffe parfaitement dans la cavité périto-néale ? Qui ne sait encore que la queue d'un chat, l'aileron d'un serin, l'ergot d'un dindon ont été greffés avec succès sur la tête de plusieurs volatiles? (*Bulletin génér. de thérapeutique*, t. X, p. 244, *sq.*)

(2) Leur principal usage se réduit maintenant à prendre du poisson que la momie attire comme appât.

assez longuement dans sa *Médecine diastatique* (1), sur
la mumie et les médicaments magnétiques. Il en est de
même de *Séb. Wirdig* (2) et de *Guill. Maxwell* (3) Ce
dernier admet la communication de l'organisme humain
avec les astres par un fluide universel très-subtil, l'esprit
ou l'âme du monde, qui s'insinue dans les nerfs, et est
sujet à un flux et à un reflux (4). Il affirme qu'il existe
un remède universel, — medicamentum universale nihil
aliud... quam spiritus vitalis in subjectum debitum
multiplicatus (5), — lequel fluide universel forme des
irradiations réciproques entre les corps et les unit
à de grandes distances : « Concatenatio quædam est
spirituum seu radiorum, licet longè separentur. Qualis
sit hæc concatenatio? Est fluxus perpetuus radiorum
a corpore prodeuntium et vicissim. Hoc unum hic bre-
viter dicendum putavi, nempè ex hac concatenatione
totam magneticam medicinam pendere (6). » Tel est
l'empire de ce magnétisme, ajoute (7) encore Maxwell,
qu'il pourrait en résulter des dangers à s'expliquer
trop ouvertement sur cette doctrine : imò si hæc con-
clusio clarè explicaretur (quod avertat Deus!) patres
de filiabus, mariti de uxoribus, imò feminæ de seme-
tipsis certæ esse nequirent.

Sébastien Wirdig prétendait que toutes les vicissitudes

---

(1) *Medicina diastatica in tractatum tertium de tempore, seu philosophia D. Theophrasti Paracelsi.* Erfurti, 1666, in-12.

(2) *De magnetismo et sympatheismo,* l. I de sa *Nov. medicina spirituum.* Hambourg, 1688, in-16. V. ch. XXVII.

(3) *De medicina magnetica,* lib. III. Francof. 1679, in-16.

(4) Stahl, le célèbre fondateur du stahlianisme, a de même traité *De æstu maris microcosmici,* etc.

(5) APH. 94.

(6) Conclus. VI, ch. VII, l. I.

(7) Conclus. XII, ch. XIII.

sublunaires s'opèrent par le Magnétisme ; que la vie se
conservait par le Magnétisme, de même que l'action des
astres, du soleil et de la lune sur le flux et le reflux
des mers lui paraissait être le résultat du Magnétisme.

Nous voyons donc qu'au xvıᵉ siècle le Magnétisme
eut la valeur de la réalité, en face des entéléchies et des
qualités occultes, en face des anges et des démons, en
face des âmes et des esprits animaux. Aussi le trouve-
t-on, comme le dit M. Fauvety, dans toutes les conceptions scientifiques ou philosophiques qui précédèrent
celle de Descartes et qui *l'amenèrent*. On ne le trouve
pas seulement au fond de la philosophie naturelle de
Bacon, de l'astronomie de J. Keppler (1), de l'érudition
encyclopédique de Kircher ; on le rencontre aussi dans la
physique de Guillaume Gilbert qui expliquait tout par
l'aimant (2), et dans celle de Robert Boyle (3), dans la chimie médicale de Porta (4), aussi bien que dans la théologie de Jordano Bruno (5), et dans le mysticisme
subversif de Campanella (6).

(1) *Astronomia nova seu physica cœlestis*, 1609 ; *Prodromus seu
mysterium cosmographicum*, 1596.

(2) *De magnete, magneticisque corporibus, etc.* London, 1600. =
W. Boswell a réuni tous ses ses écrits sous le titre : *De Mundi nostri
sublunaris philosophia nova.* Amsterdam, 1651, in-4°.

(3) *OEuvres*, 5 vol. in-f°. Londres, 1744.

(4) *Magiæ naturalis libri XX.* Naples, 1589, in-f°.— *De humana
physiognomia*, 1586.— *De aeris transmutationibus lib. IV.* Napl., 1609.

(5) Il a été le créateur d'un système fort analogue à celui qu'a
depuis enseigné Spinosa. (*De umbris idearum.* Paris, 1582 ; — *Spaccio
della Bestia trionfanti* [*Expulsion de la bête triomphante*]. London,
1584, allégorie où il combat la superstition. *Edition complète*, Leipzig,
1829-1830, 2 vol. in-8°.)

(6) *Universalis philosophia.* — *Atheismus triumphatus*, faible diatribe
contre l'athéisme. — *Civitas solis*, sorte d'utopie dans le genre de la *République* de Platon et qui forme l'appendice de sa *Realis Philosophia*.

Ce serait vain labeur de chercher à théoriser
des faits aussi grandement contestés que ceux du Magnétisme. Il n'est jamais entré dans notre pensée d'être
le sphinx incompris des énigmes de cette science, opiniâtrement rejetée jusqu'ici du monde savant. Nous n'avons
point, comme les somnambules, la solution de toutes
les difficultés, ni la clef de tous les grands problêmes
de ce monde physique, intellectuel et moral; nous ne
pouvons répéter, comme eux, ce que disait l'ange de
Milton : Si tu as encore à m'adresser quelques questions
sur des choses qui ne surpassent point trop mon intelligence, parle :

If else thou seek'st
Aught, not surpassing human measure, Say.

C'est une de nos convictions profondes et inébran-
lables que l'on doit regarder comme une prétention inad-
missible pour tout le monde, croyants ou incrédules, de
satisfaire *à la fois* la raison humaine et l'esprit religieux : voilà pourquoi il nous semble, dans maintes
circonstances, inutile de revendiquer l'empire de la
raison dans une foule de conjonctures basées sur un
fait, alors qu'on la laisse de côté en présence de l'élément essentiel et constitutif de ce fait. Aussi, tout en
tenant compte des résultats si positifs de l'exégétisme
moderne, des études si hardies de cette jeune et formi-

dable école, de ce superbe cortége d'esprits philosophiques qui travaillent opiniâtrement dans la raisonneuse
Allemagne, où la défense, — comme nous l'avons déjà
dit (1), — n'est pas à la hauteur de l'attaque, avons-nous
étudié le Magnétisme ni dans l'intérêt d'un système,
ni dans celui d'une croyance religieuse. Nous avons
essayé seulement de donner une idée exacte de ce symbolisme scientifique à son origine et de marquer la place
qu'il a tenue parmi les œuvres de l'intelligence au
xvie siècle : nous nous sommes humblement efforcé de
fournir quelques éléments trop peu connus encore à
l'histoire générale de la science humaine. Notre but a
été de découvrir, sans imaginer ni inventer ; de remuer
des idées sans formuler de doctrines : voilà seulement
où nous avons voulu atteindre dans ce modeste essai,
pour lequel nous n'avons épargné ni le temps ni les
recherches.

Il n'entrait point dans notre plan d'examiner dans
quelle mesure le Magnétisme, d'un côté, et l'Hallucination de l'autre, deux phénomènes dont l'aptitude à
modifier l'état de l'économie de l'homme est connu, dans
quelle mesure, dis-je, ces deux phénomènes ont, de nos
jours, assiégé avec la même puissance notre crédulité et
engendré l'erreur qui, vrai feu grégeois, s'alimente dans
l'esprit humain de ce qui paraîtrait devoir l'éteindre. En
présence des étonnants effets qui se sont répandus en
France dans cette mémorable période d'universelle monomane des magnétiseurs, il n'y a à choisir qu'entre trois
partis : « Ou croire à l'intervention des esprits, ou sup-
poser des hallucinations chez les assistants, ou accuser

_____

(1) *RF.* page 23.

les *médiums* de quelque habile supercherie. Nous nous en rapportons là-dessus au lecteur intelligent (1). »

En ce qui me concerne personnellement, j'avoue que les esprits m'ont joué le tour qu'ils jouaient, du temps d'Athènes et de Rome, aux Epicuriens. Devant ces fameux incrédules, — les vrais rationalistes de l'antiquité, — il n'y avait plus d'oracles : on ne constatait que le mutisme des prêtres ou des sybilles, et l'immobilité des pythonisses. Ainsi, dès ce temps là, la *foi préalable* était exigée. Je me suis souvent demandé si c'était être Epicurien de vouloir seulement la *croyance à posteriori*, et de ne concevoir que *l'obsequium rationale* de saint Paul. Quoi qu'il en soit, je n'ai jamais vu, pas plus que les Epicuriens, les miracles de mon temps (2). Les faits

---

(1) Cf. *Gazette hebd. de méd. et de chir.*, année 1859, p. 215.

(2) Et pourtant si Béelzébuth doit jouer des tours à quelqu'un, ce devrait être à un rationaliste tel que moi. Il s'en garderait bien !... Il aime bien mieux avoir affaire, dans le presbytère de Ciderville, par exemple, aux bedeaux, aux sonneurs de cloches, aux récureurs de bénitiers, aux balayeurs d'église, et aux enfants de chœur, et faire des miracles avec ce petit monde-là, « non encore touché par la vague régénératrice du développement humain », qu'avec des idéologues et des encyclopédistes. Les gardiens des dogmes religieux acceptent surtout ces billevesées, car elles rencontrent chez eux le meilleur des appuis : une explication. Que fait un esprit de plus dans un ciel déjà peuplé d'anges et de démons ? Vienne la crédulité qui admette cet esprit logé dans l'homme ou installé dans un vieux bahut, que faut-il, pour renouveler les épidémies des siècles précédents, autre chose qu'une légère impulsion, qu'une excitation du sentiment sous une influence fortuite, qu'un souffle de contagion ? Nous nous hâtons d'ajouter que ce serait injuste de rendre l'esprit religieux lui-même responsable de ces aberrations ; faisons seulement la remarque, avec M. le Dr Dechambre, que « la démonolâtrie est un désordre mental dont la forme correspondant à certains dogmes religieux qui durent et dureront, doit se renou-

bizarres, étranges dont j'ai pu être témoin, je les ai expliqués partie par l'action magnétique proprement dite, avec MM. de Humboldt (1) et Arago (2); partie par la simulation et la fraude; partie, enfin, par l'hallucination, dont la théorie, par MM. Londe, Calmeil, Michéa, Brierre de Boismont, etc., est devenue un des points considérables de la pathologie humaine, et dont les actes surprenants se retrouvent en mille passages de l'histoire, notamment dans le drame religieux des protestants cévénols et dans les

---

veler indéfiniment, avec des intensités corrélatives au temps, au pays et aux mœurs (1). »

(1) Dans deux lettres adressées à l'Académie des sciences de Paris, M. de Humboldt a certifié « qu'il avait amené bien des fois, à de grandes distances, par la seule force de la volonté, et la simple contraction des muscles du bras, la déviation de la boussole. » J'ajoute que cette expérience, essayée à notre Institut, n'a pas produit ce qu'elle avait produit à Berlin.

(2) « Le doute, dit ce grand astronome, est une preuve de modestie, et il a rarement nui au progrès des sciences. On n'en pourrait pas dire autant de l'incrédulité. *Celui qui, en dehors des mathématiques pures, prononce le mot impossible, manque de prudence.* » Ailleurs : « Rien dans les merveilles du somnambulisme ne soulevait plus de doute qu'une assertion très-souvent reproduite touchant la propriété dont jouissaient certaines personnes, à l'état de crise, de déchiffrer une lettre *à distance*, avec le pied, avec la main, avec l'estomac. Le mot *impossible* semblait complètement légitime. *Je ne doute pas*, néanmoins, que les esprits rigides *ne le retirent* après avoir réfléchi aux ingénieuses expériences dans lesquelles Moser produit aussi à distance, les images très-nettes de toutes sortes d'objets, sur toutes sortes de corps et dans la plus complète obscurité..... En se rappelant encore dans quelle proportion énorme les actions électriques ou magnétiques augmentent par l'acte du mouvement, *on sera moins incliné à prendre en dérision les gestes des magnétiseurs.* »

(1) Lisez Alf. Maury, *les Fées au moyen âge*, Paris, 1843. (Bibl. de Caen.)

burlesques comédies du jansénisme (1), où, entre quatre murs solitaires, une poignée de fous dépensaient à huis

---

(1) Qu'est-ce donc, par exemple, que ce γλωσσαῖς λάλειν et προφήτευειν, ce *parler par des langues*, comme s'exprime le Nouveau-Testament, sinon un accès extatique et maladif? — Saint Thomas (1) donne comme un caractère de la possession de parler des langues inconnues qui ne sont autres que des mots inarticulés tels que les fous en prononcent souvent, et auxquels ils attachent un sens, mais qui n'en offrent pas pour nous. Platon (2) avait déjà fait la remarque que les inspirés n'entendent ni ne comprennent ce qu'ils disent dans leurs accès. C'est avec une grande justesse que le savant psychologue, M. Leuret (3), fait observer que le passage de l'ép. Iʳᵉ de Saint Paul aux Corinthiens (4), qui a trait au don des langues, se rapporte non à des langues étrangères, mais à des langues inconnues que ne comprennent ni ceux qui les écoutent ni ceux qui les parlent. Carré de Montgeron s'exprime ainsi au sujet des convulsionnaires de Saint Médard (5) : « Dans le plus fort de leurs extases, plusieurs font des discours en langues inconnues ou étrangères; ils n'en comprennent eux-mêmes le sens que dans l'instant et à mesure qu'ils les prononcent. »

Semler, un des fondateurs du rationalisme allemand, avait, dès le siècle dernier, identifié les démoniaques aux fous et aux furieux (6). En France, Montaigne est un des premiers qui ait soulevé des doutes sur la réalité des possessions démoniaques dans le passage suivant (7) : « IL EST VRAYSEMBLABLE, QUE LE PRINCIPAL CRÉDIT DES VISIONS, DES ENCHANTEMENTS ET DE TELS EFFETS EXTRAORDINAIRES, VIENNE DE LA PUISSANCE DE L'IMAGINATION, AGISSANT PRINCIPALEMENT CONTRE LES AMES DU VULGAIRE PLUS MOLLES. ON LEUR A SI FORT SAIZI LA CRÉANCE, QU'ILS PENSENT VOIR CE QU'ILS NE VOYENT PAS. »

Ce n'est pas seulement dans les pays chrétiens qu'existe la croyance

---

(1) *Summa Theolog.*, Quæst. 115, art. 5, p. 1.

(2) Dans son *Ménon*.

(3) *Fragm. psycholog. sur la folie*, p. 299.

(4) I, xii, 7.

(5) *Idée de l'état des convulsionnaires*, p. 54. = *Cf.* Alex. Bertrand, *Du Magnétisme animal en France*, p. 324 et sv. — Abbé Frère, *Examen du Magnétisme animal*, p. 89.

(6) *Cf.* Am. Saintes, *Hist. crit. du rationalisme en Allemagne*, p. 128.

(7) Liv. I, ch. ii. = Voir les Mémoires de J. Duclercq, ann. 1460, liv. IV, ch. xx et xxi; les *Archives curieuses de l'histoire de France* (Hist. du Diable de Laon), 1ʳᵉ série, t. VI, p. 261-267; l'article Brossier du *Dict. de Bayle*.

clos, loin du tumulte enivrant de la place publique et pour une cause insignifiante, plus d'héroïsme qu'il n'en faut pour souffrir mille morts.

Il n'y a pas lieu d'être surpris de ces misères. L'humanité, comme le dit un savant médecin contemporain (1), est comme l'amour, d'une enfance éternelle : mais c'est un enfant à qui il ferait bon mettre un bourrelet. Il y a bientôt deux mille ans, dit-il ailleurs (2), qu'un Grec, d'humeur libre, sceptique, railleur, un peu cynique, d'un grand bon sens, d'un esprit fécond, se moquait, dans un spirituel dialogue, de l'apparition des esprits, des talismans, des revenants, des statues qui marchent et qui parlent (il avait oublié les tables); et tel fut le succès de cet homme raisonnable que, peu de temps

---

aux possessions. Les livres des Tao-ssé en racontent des histoires (1). Le sage King-Tsing chassa par sa présence dans la province de Chun-Hoa les malins esprits qui tourmentaient une jeune fille (2). Au dire de Mariner, le fils du roi Finow, de l'île Tonga, se croyait inspiré par l'esprit de Toogoo-Ahoo, dernier roi de cette île : il sentait en lui, disait-il, une existence et comme une âme étrangère ; il entendait intérieurement une voix mystérieuse. M. Scipion Pinel a fait remarquer (3) que cette dualité qui engendre deux volontés, comme deux ordres d'existences psychiques, dans l'individualité de l'homme, dépendait de la duplicité du cerveau. Chaque lobe est alors doué d'une action distincte, et chacun d'eux devient un cerveau distinct.

Cf. Note de M. Ewerbeck, dans la trad. de l'*Essence du christianisme*, de M. L. Feuerbach, ch. XXVII, p. 422. — P. Lanfrey, *loc. cit.*, p. 6-7; pp. 131-132-133. — Duvernet, *Histoire de la Sorbonne.*

(1) M. le Dr Dechambre. — *Gazette hebd. de Méd. et de Chirur.*, t. II, n° 9, p. 155.

(2) *Loc. cit.*, p. 154.

---

(1) A. Maury, *loc. cit.*, p. 268.

(2) *Livre des récomp. et des peines*, trad. Stan. Julien, p. 125.

(3) *Physiologie de l'homme aliéné*, p. 56.

après, Apulée ne put épouser une belle veuve sans être accusé d'avoir usé de magie pour s'en faire aimer, et que, deux ou trois siècles plus tard, Julius Obsequens (1) relevait gravement tous les prodiges observés dans Rome pendant une longue suite d'années. Alors, comme aujourd'hui, ce n'était pas la populace seulement qui aimait le merveilleux; Lucien a soin de le dire dans ce dialogue fameux, c'étaient de très-savantes gens, et de très-honnêtes. Est-ce un sot *ce chef de secte*, ce Cléodème, qui propose à un pauvre goutteux de lever de la main gauche la dent d'une belette, puis de la lier dans une peau de lion nouvellement écorché dont on enveloppera la jambe malade? Et cet autre, qui a vu guérir la morsure d'une vipère en suspendant au pied mordu une pierre tirée du sépulcre d'une vierge? Et ce médecin qui parle ainsi : « J'ai chez moi une petite statue d'Hippocrate, haute d'environ une coudée, qui court toute la nuit, depuis le moment où l'on éteint la lampe, et renverse toutes mes boîtes, brouille toutes mes drogues et ouvre les portes avec fracas, surtout lorsqu'on a manqué de lui sacrifier »? Et Lucien répond : « Quoi! Hippocrate veut maintenant qu'on lui sacrifie : il n'était pas si glorieux de son vivant! » Charmante réflexion qui pourrait encore aujourd'hui servir, non plus contre Hippocrate, qui reste fort tranquille la nuit comme le jour, et ne renverse même pas l'écritoire des anatomo-pathologiques, mais contre quelques-uns de ses effrénés sectateurs. Il faut bien se mettre ceci dans l'esprit : de par l'observation et l'expérience, les anciens avaient d'aussi bonnes raisons de croire aux statues somnam-

(1) *Libellus prodigiorum.* Trad. de G. de la Bouthière, Lyon, 1547, in-12.

bules, aux pluies de sang, à l'apparition de Proserpine
parmi les vivants, aux descentes de la lune, aux résur-
rections, aux voix mystérieuses dans le silence des forêts,

Vox quoque per lucos vulgo exaudita silentes,

que nous en avons de croire aux tables animées et aux
génies de fraîche date dont on voudrait peupler l'atmosphère du xɪxᵉ siècle. Ce sont là, à mon avis, de graves
bagatelles, qui ont leur place dans le cabinet d'un anti-
quaire monomane, mais qui n'enrichiront jamais beaucoup le musée de l'histoire.

Hamilton fait assister tout Paris aux merveilles de
la fantasmagorie : en vain s'entoure-t-il, dans ses fantas-
tiques soirées, de tout un appareil magique ; on est ravi
des ingénieuses découvertes de l'optique moderne, des
résultats obtenus par la réfraction et la combinaison des
lentilles ; mais quel est celui qui pourrait croire que,
nouvel Ulysse, ou nouveau Samuel, le prestidigitateur
évoque les morts ou fait apparaître des ombres sur le
boulevard des Italiens ?

Le désir des découvertes, une propension ardente
à pénétrer l'avenir et à tracer des voies nouvelles sur les
débris des doctrines surannées qui dégèlent, fondent et
tournent en vapeur à mesure que monte le soleil de la
civilisation, constituent sans doute les tendances les plus
marquées de l'époque où nous vivons. Nous sommes loin
de l'âge d'Adrien, « où toutes les superstitions se ré-

veillèrent et vinrent détruire l'œuvre de la philosophie et de la sagesse (1). »

La dégradation et la vermoulure de la théogonie païenne, quand l'exégèse s'y fut mise par les écrits d'un Evhemère (2), d'un Polybe (3) ne nous ont-elles pas offert un exemple significatif et qui peut servir à plus d'un enseignement?

L'homme du xixᵉ siècle n'est pas en dégénérescence, car « il ne circonscrit pas ses connaissances dans le cercle tracé par saint Augustin ou saint Thomas (4). » Cette idée de dégénérescence est vieille comme l'humanité; aussi est-ce une preuve qu'elle est fausse. Qui de nous n'a pas entendu, lorsque nous étions sur les bancs du collège, Moïse, Lucrèce, Homère, Virgile s'exhaler en plaintes amères sur la décadence de leur époque? Qui de nous n'a point ri de voir l'homme de la génération actuelle représenté affectant à sa tournure une sorte de gravité, « mystère du corps inventé pour cacher les défauts de l'esprit, » et fumant pour paraître songer? Qui de nous, au contraire, n'approuverait pas ces judicieuses remarques de l'auteur des *Etudes d'histoire religieuse*? « Le caractère du xixᵉ siècle, dit M. Renan, p. 49, c'est la critique... Le temps des systèmes est passé, les maîtres n'ayant plus assez d'autorité pour former école, ni les élèves assez de docilité pour accepter une direction exclusive. »

Car, la raison de l'homme marche, grandit et se fortifie sans cesse. Elle correspond à l'état général des

(1) A. Maury, *loc. cit.*, p. 278.

(2) Diodore de Sicile, *Bibl. fragm.*, l. VI. — Cicéron, *De Natur. Deorum*, 1, 42.

(3) *Hist.* VI, 56.

(4) A. Maury, *loc. cit.*, p. 279.

esprits à un moment donné, et est adéquate aux senti-
ments, aux aspirations, aux connaissances de la société
où on les voit se produire. Tourné vers le passé, interrogez les dogmes éteints, les croyances détruites ; admirez
les tendances de l'humanité moderne, maintenant qu'elle
a brisé les moules étroits où la tenaient enfermée la
théogonie anthropomorphique et les théories cosmogo-
niques du moyen âge, et dites si l'idée sérieuse d'aujourd'hui ne sert pas le lendemain de hochet.

Caen, le 5 Avril 1860.

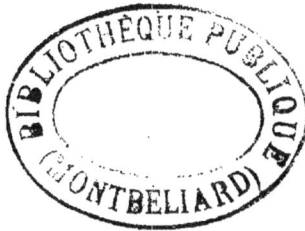

www.ingramcontent.com/pod-product-compliance
Lightning Source LLC
Chambersburg PA
CBHW050619210326

41521CB00008B/1316